OBSERVATIONS

sur

LE MUSÉE DE CAEN

et sur

SON NOUVEAU CATALOGUE

Ph. de Chennevières-Pointel.

ABBEVILLE,

Imprimerie de BARBIER, place Henri IV.

— 1851 —

OBSERVATIONS

SUR

LE MUSÉE DE CAEN

ET SUR

Son nouveau Catalogue.

OBSERVATIONS

SUR

LE MUSÉE DE CAEN

ET SUR

SON NOUVEAU CATALOGUE

PAR

Ph. de Chennevières-Pointel.

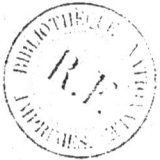

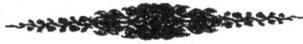

ARGENTAN.
Imprimerie de BARBIER, place Henri IV.
— 1851 —

OBSERVATIONS

SUR

LE MUSÉE DE CAEN

ET SUR

Son nouveau Catalogue.

❦

I.

Des origines du Musée.

Le musée de Caen est la seule et véritable école d'art de la Basse-Normandie. La Basse-Normandie montre avec un juste orgueil d'autres collections de peinture et d'antiquités, collections publiques et particulières. Mais le musée de Caen, par l'importance des chefs-d'œuvre qu'il renferme, par la grandeur des noms que ces chefs-d'œuvre représentent, par l'influence intellectuelle qu'exerce une ville aussi importante sur trois départements qui alimentent ses écoles diverses, et auxquels elle sert de tête et de cœur, le musée de Caen porte en lui et infiltre dans toute cette demi-province les enseignements de l'art les plus hauts, les plus variés, les plus délicats, les plus sûrs à suivre ; si notre terre Bas-Normande se sentait assez féconde encore pour porter une génération d'artistes, ces enseignements seraient assez nourriciers et assez sains pour satisfaire en eux à tous les besoins de l'étude, à tous les secours de la tradition.

Le musée de Caen n'a pas eu, d'ailleurs, une part ordinaire dans les largesses qui ont fondé les premiers et les plus florissants des musées de province. — Les tableaux recueillis dans les églises et les couvents de cette ville pendant le saccage révolutionnaire n'auraient pas suffi, comme dans certaines villes du midi, ou même comme à Rouen, à lui constituer un musée. Quand on a cité, comme tableaux de mérite, le *Saint-Sébastien*, de Denis Calvaert, et le *baptême de Jésus-Christ*, de Lebrun ; — comme tableaux de curiosité locale, le *Martyre de saint André*, du Caennais La Champagne-la-Faie, les portraits apocryphes de Guillaume-le-Conquérant et de la reine Mathilde, et la toile curieuse, mais complétement ruinée, de *Louis XIII recevant la soumission de la ville de Caen*, on a dénombré toutes les merveilles locales que put rassembler cette charmante cité pour servir de noyau et de prétexte à la première donation consulaire ; même en joignant à cela quelques bons portraits provenant de maisons d'émigrés ou de communautés supprimées, et la part qui revenait à Caen de la dépouille de l'abbaye de Mondaye, il n'y avait pas là raison apparente à une collection municipale. Mais la pensée gouvernementale énoncée dès l'an VII, dans le rapport au conseil des Cinq-Cents de Heurtaut-Lamerville, destinait, par avance et implicitement, Caen, ville essentiellement studieuse et universitaire, à devenir le siège d'un musée considérable. « Vos commissions ont jugé convenable de placer des écoles et des collections des monuments des arts de peinture, sculpture et architecture dans les cinq communes où les lycées seront établis, afin de réunir dans ces points du territoire un grand foyer de lumières et de les rendre assez actives pour qu'en s'attirant et se croisant, elles puissent couvrir toute la république. » On espérait sans doute contre-balancer la centralisation administrative par la décentralisation intellectuelle; mais déjà celle-là avait enlevé à celle-ci toutes ses racines, tous ses sucs vitaux.

M. Georges Mancel, l'un des bibliothécaires de la ville de Caen, a raconté dans une excellente notice, que nous citerons tout d'abord comme parfait modèle d'un avant-propos de catalogue, l'histoire de la formation du musée de Caen, depuis les précautions bizarres employées en 93 par quelques courageux citoyens pour sauver de la pique et du feu des sans-culottes les précieuses peintures dont nous venons de parler plus haut, jusqu'aux plus nouvelles concessions des ministres et jusqu'aux généreuses offrandes des derniers bienfaiteurs du Musée. Mais il n'a pas assez appuyé peut-être sur le beau choix du premier lot qui échut au musée du Calvados, entre ceux de tant d'autres départements, lors de la répartition de 1803, et dont il faut faire honneur, moitié sans doute à la main heureuse et intelligente de M. Fleuriau, moitié aussi à l'importance que l'on voulait donner aux études de toutes sortes dans la ville de Caen. M. Mancel ne fait pas non plus comprendre, ce me semble, assez clairement que la seconde donation, celle de 1811, était d'autant plus significative en ce sens et devait d'autant moins s'espérer, que six villes seulement : Lyon, Bruxelles, Caen, Dijon, Toulouse et Grenoble étaient appelées de nouveau cette fois à prendre exclusivement part au superflu du musée Napoléon. — Dans la nouvelle édition de son catalogue, M. Mancel a indiqué la provenance de plusieurs tableaux qu'il connaissait par l'état de livraison des tableaux concédés ; d'un autre côté, dans son introduction historique, il en avait déjà désigné les principaux. Je crois que, pour compléter la pensée d'un catalogue-inventaire qui me paraît avoir présidé à la rédaction de son dernier livret, il eût bien fait de donner dans son intégrité la liste des concessions impériales, telle que la lui fournissaient les archives du musée de Caen. Nous ne croyons pas qu'il soit sérieusement possible d'étudier avec fruit celles des collections de province qui ont eu part aux distributions du musée central, si chacune de ces collections n'est éclairée par le procès-verbal de la glorieuse provenance à laquelle elles doivent leurs plus rares et souvent leurs plus inestimables chefs-d'œuvre. Voici donc la liste des deux donations primitives et fondamentales du musée de Caen. Nous faisons précéder chaque tableau de cette liste du numéro qu'il porte dans le nouveau catalogue.

1er ENVOI — « État définitif des tableaux destinés au département du Calvados, livrés ou à livrer par l'administration du musée central. — 120. VANDYCK : *la Communion de saint Jérôme* (Belgique). — SALVATOR ROSA : *l'Assomption de la Vierge* (retiré par ordre). —31. GUERCINO (école du) : *Coriolan apaisé par sa mère* (Penthièvre, hôtel Toulouse). — 108. PAUL DE VOS : *Chasse aux ours* (ancienne collection). — LARGILLIÈRE : *Portrait en pied en cuirasse*. (Ce tableau est à Strasbourg ; on a donné en remplacement une *Annonciation*, de PHILIPPE DE CHAMPAGNE). —103. PERUGINO : *la Résurrection* (Pérouse ; est resté au Musée). — 13. PAOLO VERONESE : *le Départ des Israélites* (palais d'Orléans). — 107. SALOMON KONING : *un Médecin à son bureau*. — 102. PH. DE CHAMPAGNE : *le Vœu de Louis XIII* (Notre-Dame). — 156. LE POUSSIN : *la Mort d'Adonis* (ancienne collection). — JOACHIM SANDRART : *la Mort de la Vierge* (Munich ; resté au Musée). — 109. PAUL DE VOS : *Chasse aux loups* (Munich). — 209. DULIN : *le Christ guérissant les malades* (de la Charité de Paris ; pour le n° 2, SALVATOR ROSA, retiré, choix 1er). — 1. PERUGINO : *Mariage de la Vierge* (Pérouse). — 117. BERTHOLET FLAMAEL : *Adoration des bergers* (Liège). —124. GÉRARD LAIRESSE : *Pénitence de saint Augustin* (Liège, très-beau). — 29. FETI : *la Naissance de la Vierge* (la Charité, genre de Feti). — 92. MONPER, paysage : *la Femme aux pieds du Christ* (Munich). — 172. VERDIER, d'après Le Poussin : *la Cène* (ancienne collection). — 32. GUERCINO (école du) : *Didon abandonnée* (Penthièvre, hôtel Toulouse). — 181. DE SERRE : *Bacchus et Ariadne* (prix de l'ancienne académie). — 104. PH. DE CHAMPAGNE : *la Samaritaine* (joli tableau). — 52. École de Venise : *le Christ au tombeau et les Maries*. — VIGNON : *Lucrèce*. — 15. École italienne moderne : *Sainte-Famille*. — . ANDREA DEL SARTO

(copie d'après) : *la Vierge et l'enfant Jésus*. —151. VIGNON : *Didon*. — 43. VALERIO CASTELLI : *Simon le magicien* (émigré Millioti). — 30. LE FETI (copie d'après) : *un Ange jouant du violon devant saint François* (émigré Millioti).—118. SALOMON RUYSDAEL : *Paysage, chaumière, voiture et bœuf sur le devant* (émigré). — 83. RUBENS (copie d'après) : *l'Assomption de la Vierge*. —154. RAPHAEL (copie d'après) : *l'École d'Athènes* (émigré d'Aligre). 34. École napolitaine : *un Homme tenant une figue*. — 114. VAN ARTOIS : *Paysage*. — 95. inconnu, marque D : *Paysage*. — 208. LE SUEUR : *l'Arche d'alliance*, prix (ancienne académie). — 169. JOUVENET : *Apollon et Thétis* (ancienne collection). — LA TRAVERSE : *Tobie faisant enterrer les morts* (ancienne académie). — 100. MOYRAT : *Continence de Scipion* (Munich). — 98. LAMBERT ZUSTRIS : *Baptême de saint Jean* (ancienne collection). — 116. Ancien maître français inconnu : *Portrait d'un sculpteur* (venu de la Belgique). — LORRAIN : *la Madeleine en adoration devant le Christ*. (Ce tableau est porté aussi à l'état des tableaux envoyés à Montpellier.) — 186. GALLOCHE : *Rolland est instruit des amours d'Angélique avec Médor*. 106. VANDYCK (copie d'après) : *la Vierge, l'enfant Jésus, saint François, des anges et un prêtre recevant une étole* (Liège, bon tableau). — 175. FONTENAI : *Pot de fleurs*. — 2. PERUGIN : *Saint Jérôme avec le lion* (ancienne collection). — 6. RAPHAEL (copie d'après) : *le Christ porté au tombeau* (très-belle copie du tableau du prince Borghèse.) — Arrêté le 11 pluviôse an 12. Signé Fleuriau, commissaire (*sic*) pour le musée de Caen. » — La liste des archives du musée de Caen est plus complète que la nôtre, car la notice historique de M. Mancel nous apprend que du premier envoi faisaient partie *la Descente de croix*, du TINTORET (9), et *le saint Antoine*, du VERONESE (12).

2me ENVOI. — « État des tableaux délivrés à la ville de Caen, département du Calvados, conformément à la décision de Sa Majesté l'Empereur, qui accorde des tableaux à six villes de l'empire, en date du 15 février 1811, et donation du ministre de l'intérieur du 21 mars

1811. — 191. OUDRY : *les Marcassins.* — 14. PAUL VERONESE : *Jésus-Christ donnant les clefs à saint Pierre.* — 23. CAPUCINO : *Mercure et Argus.* — 180. MARTIN : *Vue d'une ville.* — 213. LEBEL : *Paysage et marine.* — 214. LEBEL : autre *Paysage et marine.* — 47. PANINI : *une Cérémonie.* — 91. SNEYDERS : *une Cuisine.* — 11. PAUL VERONESE : *Hérodiade.* — 122. V NDER MEULEN : *le Passage du Rhin.* — 121. VANDER MEULEN : Pendant du *Passage du Rhin.* — 81. Ecole de Rubens : *Abimélech, etc.,* sur bois. — VANDEN ECKOUT : *la Circoncision.* — Un des FRANCK : *un Sujet de la vie de Moïse.* — 25. Ecole génoise : *Faune et Bacchante.* — 19. Imitation de MANFREDI : *des Joueurs.* — 3. ANDRÉ DEL SARTE : *Saint Sébastien.* — 24. Ecole génoise : *Apollon et Marsyas.* — 77. FRANC FLORE : *un Portrait de femme* (sur bois). — 94. HONDERSCOOTER : *une Poule et ses petits.* — 184. RIGAUD : le *Portrait de l'épouse du sculpteur Desjardins.* — Ecole de REMBRANDT : *une Tête d'homme.* — Dite de LIEVENS : *Tête de vieillard, à barbe,* (sur bois). — 135. DENNER : *Tête d'homme avec un chapeau* (sur cuivre). — 113. OTTO MARSÉUS : *Plantes et papillons.* — 147. Ecole de KNELLER : *Tête de guerrier.* — HONTORST : *deux Têtes;* effet de lumière. — 123. Ecole de REMBRANDT : *une Vieille Servante* (sur bois). — HEMSKERKE : *le Déluge* (sur bois). — 136. DENNER : *Tête de vieille femme.* — 22. ALBANE : *la Madelaine* (sur cuivre). — 58. L'ESPAGNOLET : *Tête de saint Pierre.* — 60. Cru d'ALBERT DURER : *la Vierge et trois Saintes* (sur bois). — 82. RUBENS : *un Portrait d'homme décoré de l'ordre d'Angleterre* (sur bois). — Ecole allemande : *Loth et ses filles* (sur bois). » — On sait par la notice de M. G. Mancel que les Prussiens, en 1815, remportèrent cinq de ces derniers tableaux : le *Déluge,* d'HEMSKERKE ; le *Passage de la mer rouge,* de FRANCK ; *la Circoncision,* de VANDEN ECKOUT ; *une Fille en chemise,* de HONTORST, et *une Tête de vieillard,* de LIEVENS.

En dehors des deux listes ci-dessus, quels sont les tableaux capitaux décrits au catalogue de Caen ? Et ce n'est pas à ce musée qu'auraient pu s'appliquer les observations sur l'arrêté ministériel du 3 avril 1848, observations assez justes pour la ville de Rouen, qui n'avait eu qu'un lot ordinaire, quoique superbe encore, dans les munificences consulaires. Dans ces observations, M. Deville, notre receveur général de l'Orne, prétendait, au nom de l'Académie des sciences, belles-lettres et arts de Rouen, « que la part la plus large, lors de la composition des musées de province, avait été fournie par les églises et couvents supprimés de chaque province elle-même, et que le musée de Paris, ou plutôt les pays conquis n'y avaient contribué que pour une portion extrêmement minime. » En bonne conscience, le musée de Caen n'en peut pas dire autant ; il a tout reçu du musée central. Et qu'il s'en félicite ; car tout ce que les musées de province possèdent de vraiment supérieur, vient de là. Le musée central leur a, d'une main généreuse, réparti des chefs-d'œuvre qu'il serait bien fier de montrer aujourd'hui à l'Europe. Et quel musée de province, outre les 17 gratifiés par les consuls, à quelque ville opulente qu'il appartienne, a été assez riche pour acquérir, assez heureux pour recevoir en offrande un seul tableau égalant en mérite les magnifiques chefs-d'œuvre reçus alors ? Depuis quand Lyon a-t-il trouvé le pendant de son Perugin et de son Albert Durer, Tours de ses Mantegna, Marseille de sa *Chasse* de Rubens, et Rouen lui-même le pendant de cet adorable tableau attribué à Memling, et saisi par confiscation chez l'émigré Millioti ? Quant au musée de Caen, j'affirmerais qu'il n'a point la prétentieuse espérance d'acquérir jamais un plus divin Perugin, un plus éclatant Rubens, un plus poétique Poussin, ni de plus splendides Veronese.

II.

Classement des tableaux dans la galerie.

L'ordonnance d'un musée n'est certes pas une question de peu d'importance ; heureux encore les conservateurs qui peuvent loger leurs tableaux dans une galerie d'une forme aussi avantageuse que celle de Caen. Elle n'est point grande, mais ses proportions sont excellentes, et la municipalité songe, m'a-t-on dit, à la prolonger en équerre, ce qui en doublerait presque l'étendue. C'est toujours une bonne spéculation d'avoir de l'espace devant soi ; les murailles nues provoquent les donations du gouvernement et les munificences patriotiques. D'ailleurs, si le conseil municipal voulait me croire, je saurais bien lui dire un bon emploi pour une partie au moins de la galerie projetée : une collection de dessins, une collection d'estampes. Les tableaux mènent aux dessins, les dessins aux estampes, les estampes à la bibliothèque ; et n'est-ce pas du côté de la bibliothèque que vous voulez mener votre galerie ? Tel qu'il est, l'ancien vaisseau, disposé dans le ci-devant couvent des Eudistes pour recevoir la collection des tableaux de la ville de Caen, suffirait bien encore pendant quelque temps aux besoins de cette collection, même en y faisant rentrer quelques intéressantes toiles reléguées à tort dans le magasin. Il serait urgent d'abord de faire disparaître plusieurs misérables peintures fort inférieures à celles-ci ; puis il faudrait employer quelques tableaux encombrants, et peu profitables pour l'étude, à décorer différentes salles de l'Hôtel-de-Ville, où ils occuperaient, par la nature des sujets représentés, une place infiniment plus convenable. Je vais citer des exemples :

Le *Portrait de Guillaume-le-Conquérant et de la reine Mathilde*, celui que Debon a de nouveau peint du Conquérant et même son immense toile de la *Bataille d'Hastings* dont la valeur d'art l'emporte peut-être cependant sur la valeur historique, l'*Entrée de Louis XIII à Caen*, la *Charlotte Corday*, de Mlle Lebaron des Ves, le *Louis XVIII*, d'après Gérard, par M. Elouis, sont des peintures dont l'importance est surtout locale ou politique, et dans lesquelles l'étude de l'art, sinon la curiosité, ont peu de chose à voir. Mais, réparties dans les salles des délibérations municipales, elles y consacreraient le souvenir des figures héroïques de notre province et les grandes pages de son histoire, de même que les portraits appendus le long de la nef de la bibliothèque consacrent la mémoire de ses illustrations littéraires. L'énorme composition du *Christ en croix*, de Robert Lefèvre (228), serait excellente à mettre dans une salle de justice, fût-ce justice de paix. Dans le musée, il fait un tort considérable aux vraiment bonnes œuvres qu'on y trouve de lui. Ce musée exhibe de détestables copies, le *Samson et Dalila*, d'après Rubens, la *Cène*, d'après Le Poussin (157), et en cache d'excellentes, les *Deux Lions*, d'après Rubens, par Robert Lefèvre (233), la *Tête de femme* copiée du temps des Carraches, d'après Raphaël (7) ; celles-ci et d'autres encore, telles que la bonne copie, d'après l'école d'Athènes (154), peinte du temps du Poussin, et l'on dirait sous ses yeux, mais non point par Stella ; telles encore que le *Christ porté au tombeau*, d'après Raphaël (6), provenant d'une église de Paris; telles que la *Vierge et l'Enfant Jésus*, d'après André del Sarte (5), que je croirais presque une bonne copie du 16e siècle, et qui faisait partie de l'ancienne collection de la Couronne. Ce seraient-là d'excellentes peintures, dont la présence au milieu des originaux fait tache et blesse l'œil ; mais qui, placées dans l'école de dessin de la ville, seraient on ne peut plus utiles aux élèves, en leur rappelant incessamment les plus admirables chefs-d'œuvre, des chefs d'œuvre éprouvés et auxquels ils peuvent s'abandonner.

En 1839, la déplorable imprudence qui causa la mort prématurée de l'un des plus ardents élèves de M. Ingres, M. Georges Lefrançois, avait mis la ville de Caen en possession non-seulement du beau choix de tableaux qu'il avait rassemblés, mais aussi des nombreuses études qu'il avait peintes lui-même, avec un très-remarquable sentiment, d'après toutes les merveilles de Florence et de Venise, de Raphaël, d'André del Sarte, de Ridolfo Ghirlandaio, d'Albertinelli, de Fra Bartolomeo, de Giorgion, du Titien et de Velasquez (248-270). La plupart de ces jolies petites copies, très-délicates et très-intelligentes, sont renfermées dans le magasin ; deux ou trois ont obtenu la faveur de s'introduire dans le musée, mais dans des coins et comme en cachette. Je ne crois point que cela soit digne de la reconnaissance que la ville de Caen doit à ce malheureux jeune homme, son bienfaiteur. Je voudrais que toutes les études de Georges Lefrançois fussent groupées pieusement soit sur un pan de mur particulier de la galerie, soit mieux, dans un cabinet isolé du magasin qu'on approprierait à cette destination et qu'on rendrait accessible au public.

La galerie étant ainsi quelque peu déblayée, il serait facile d'y faire rentrer plusieurs tableaux qui n'eussent jamais dû en sortir et qu'on ne devra jamais reléguer dans l'obscurité d'un grenier. Je citerai en première ligne le superbe *Portrait en pied d'un sculpteur* (116), peint dans le goût de Vandyck, que les longs ravages de l'humidité ont réduit à un état déplorable, mais qu'il faudrait cependant à tout prix restaurer; puis la *Continence de Scipion*, de Moyaert, maître dont les œuvres ne sont point communes en France ; et aussi la charmante *Vierge*, par ou d'après Rubens, portant le n° 86 ; le *Paysage Hollandais* (39); le *Portrait d'un prémontré*, par Eustache Restout (198) ; le La Champagne-la-Faye (199), comme échantillon honorable d'un ancien peintre caennais inconnu. Vous voyez que par ce moyen votre magasin serait presque vide et votre conscience serait d'autant moins inquiète.

Quant au classement des tableaux dans la galerie elle-même, sa forme et quelques-uns de ces tableaux semblent l'indiquer eux-mêmes. Vous avez dispersé dans les trois salles du musée et dissimulé dans des encoignures, comme à dessein, par une réserve mal entendue, des portraits que tout le monde à Caen serait fier de rencontrer, dès l'abord, à l'entrée du musée qu'ils ont fondé et enrichi, et les étrangers, j'en suis sûr, en seraient mieux prévenus en faveur d'un établissement public qui saurait honorer dignement ses premiers administrateurs ou bienfaiteurs. Je veux parler des portraits de M. Fleuriau, par Robert Lefèvre (231) ; de Robert Lefèvre, par lui-même (229) ; de M. Elouis (322), par M. Guillard; de M. G. Lefrançois (301), par M. Roger; de M. Noury, par lui-même (236), et du peintre Malbranche, par M. Quesnel (314). Ces portraits se présentent des deux côtés de l'entrée du musée, surmontés par quelques œuvres de ces artistes, et tournés en regard de la galerie dont ils ont préparé l'éclat actuel, serait un juste hommage rendu à leur patriotisme et à leur talent, et la plus noble introduction dans le musée dont leurs images feraient les honneurs.

Dans la première salle, ou plutôt la première travée de la galerie, j'aurais, à la suite de ces portraits, disposé les tableaux de l'école française, en en remontant l'histoire depuis les derniers envois du gouvernement jusqu'aux peintures de Lebrun et des Vignon ; et la grande salle du fond aurait été destinée, c'est ainsi que je rêve le musée de Caen, aux écoles italienne et flamande. Et le petit salon intermédiaire ? Celui-là, je le réserverais comme un écrin, comme une chapelle, pour y suspendre, dans leur meilleur jour, dans leur juste hauteur, les plus précieux chefs-d'œuvre de la collection : les deux Pérugin, le *Sposalizio* dans la place d'honneur et à hauteur d'appui, et non point hors de vue comme il est aujourd'hui ; c'est une peinture qui demande à être caressée de près par l'œil, et les myopes ont aussi bien le droit que les presbytes de jouir de ses délices ; puis la *Tentation de Saint-Antoine* et les *Israélites sortant d'Egypte*, du Veronese ; la *Descente de croix*, du Tintoret; la *Vierge aux trois saintes*, de l'école de Bruges, attribuée à Albert Durer ; le *Melchisedeck*, de Rubens ; l'*Intérieur d'office*, de Sneyders ; la *Couvée*, de Honderskooter ; la *Samaritaine*, de Champagne ; les deux Vandermeulen, la *Mort d'Adonis*, du Poussin ; la *Desjardins*, de Rigaud ; l'*Apollon et Tethys*, de Jouvenet ; le *Portrait de magistrat aux yeux chassieux*, de Robert Tournières, et la *Parabère*, de Blain de Fontenay. Une salle pareille serait un beau défi jeté aux plus fiers musées de France.

III.

Le Catalogue.

Depuis le 2 décembre 1809, jour de son inauguration, jusqu'en 1837, le musée de Caen n'eut pas de catalogue. Pendant sa longue administration, l'excellent M. Elouis, homme si éclairé d'ailleurs, ne paraît s'en être préoccupé qu'au bout de 26 ans, la veille de sa mort, et par procuration. De quel droit en effet lui eût-on demandé l'accomplissement d'une pareille tâche? Dans le programme posé au concours, qui devait désigner le successeur de M. Fleuriau, de même que dans les conditions de celui ouvert à la mort de M. Elouis, où voit-on exigée, ou supposée même, la moindre aptitude spéciale pour la connaissance des maîtres et la rédaction d'un catalogue? Le concours de peinture est excellent pour le choix du professeur de l'école municipale de dessin; mais pour celui du conservateur des tableaux et des sculptures, que prouve ce concours? Ne sait-on pas que d'ordinaire les meilleurs artistes sont les gens les moins versés dans l'histoire de leur art, — et les plus exclusifs, pour la plupart, des genres et des manières de ceux qui les ont précédés, — et les plus ignorants des procédés anciens et des soins préservatifs de la peinture (je n'en veux citer pour exemple que le portrait du bonhomme Pierre, peint par M. Elouis en 1811, et qui, à coup sûr, est l'un des plus horriblement craquelés du musée de Caen), — enfin les moins difficiles et les moins prudents en remèdes. Être artiste de talent et bon conservateur de musée, sont deux choses

profondément distinctes et presqu'inconciliables; car plus l'artiste aura de mérite et de vogue, par conséquent de préoccupation extérieure, moins il prodiguera de temps et de soins pour mettre en bon ordre son musée, pour lui donner toute la valeur, toute l'utilité, toute l'importance au-dedans de la ville, au dehors toute la publicité dont il est digne. A quelle heure l'artiste se fera-t-il cette science spéciale, cette science des livres qu'il faut bien avoir cependant pour la rédaction d'un bon catalogue? Je sais bien qu'auprès du musée de la ville se trouve presque partout la bibliothèque de la ville, et que tout bibliothécaire est homme de complaisance, et que ce travail de dates à rechercher dans les dictionnaires biographiques et de peintures à décrire, il s'en chargera volontiers. Avouez pourtant qu'il serait plus heureux et plus digne que celui qui a l'honneur et la responsabilité du beau titre de conservateur d'un musée n'en déclinât pas les charges et n'en renvoyât la besogne à qui que ce soit.

D'ailleurs, le bibliothécaire est-il bien armé pour ce travail? Il y a d'abord le moment délicat des attributions des peintures à tel ou tel maître: l'expertise des livres n'a rien de commun avec celle des tableaux. A Caen, on a eu raison de penser que les attributions, telles que les donnaient les états de concession impériale, n'étaient pas indiscutables: — que, par exemple, les tableaux du Guerchin et de Rubens, attribués à leur école, étaient bien des maitres eux-mêmes ; et que, par contre, le *Portrait en pied d'artiste*, attribué à un ancien maître français, était incontestablement de l'école flamande. Mais à côté de quelques tableaux qui prétaient encore à controverse, et tout en conservant un grand respect pour les noms traditionnels que vous transmettait la liste de donation, en regardant avec quelque attention les tableaux, vous eussiez reconnu bien des bévues dans cette liste, vous vous seriez évité bien des méprises.

Depuis quelques années, précisément, le plus heureux mouvement est imprimé à la rédaction des catalogues en province. Les musées de province n'ont pas attendu l'excellent modèle qui leur a été nouvellement transmis par le catalogue du musée de Paris ; quelques-uns, comme Lyon, Grenoble, Valenciennes, l'avaient presque devancé dans cette heureuse révolution qui consiste à faire d'une nomenclature de tableaux un livre scientifique. Le nouveau catalogue de Lille, exécuté sur le plan de celui de la galerie des tableaux du Louvre, ne laisse plus rien à désirer de ce côté. Rouen nous promet à son tour un livret excellent, et ne s'est pas fait faute de consulter, pour arriver à la meilleure fin possible, les plus compétents de ses compatriotes. Je serais fier de penser que les notes pour servir à un nouveau catalogue, publiées par moi dans la *Revue de Rouen*, en 1848, ne lui auront pas été tout à fait inutiles. — Caen, par malheur, depuis son livret de 1837, est resté à peu près stationnaire, et si l'écoulement de la seconde édition doit, comme pour la première, durer quatorze années, le musée de Caen se trouvera honteusement arriéré. A qui faut-il s'en prendre ? Et qui donc en réalité est responsable de ce musée ? Ce qui me dépite, je l'avoue, c'est que, dans le nouveau catalogue de Caen, il y a tous les éléments du meilleur livret désirable. J'ai parlé de la notice historique qui lui sert d'introduction ; rien de plus intéressant, rien de mieux dit, rien de plus complet ; c'est un morceau parfait. Je ne ferai qu'un reproche à l'auteur, c'est de n'avoir pas joint à ce travail, comme

il y a fait entrer la touchante histoire de Georges Lefrançois, ses cinq pages de biographie sur M. Elouis, imprimées par lui dans l'*Annuaire de l'Association Normande* pour 1841, et aussi la brève notice sur Malbranche, qu'il inséra dans la *Mosaïque de l'Ouest*, t. II, p. 258. Je me serais borné à lui demander quelques lignes de plus sur Noury, un bonhomme d'un grand talent, et dont Caen devrait être plus fière.

Quant au corps même du livret, toutes les conditions d'un excellent catalogue s'y trouvent indiquées ; aucune, hélas ! ne s'y trouve vraiment réalisée. On y lit bien les dates de la naissance et de la mort des peintres ; mais trop souvent ces dates sont fausses. Si le conservateur du musée eût fait lui-même son catalogue, peut-être ces fréquentes erreurs mériteraient-elles un peu de rancune ; mais que dire à un bibliothécaire qui, par complaisance, écrit un catalogue de tableaux ? Il faut le remercier quatre fois des quatre éditions de son histoire du musée, et le remercier encore de n'avoir pas laissé le public tout à fait dépourvu de catalogue. Et puis, convenons-en, dans l'état où en sont encore en province les études sur l'histoire de l'art, dans le dénuement où sont encore la plupart des bibliothèques départementales de bons ouvrages généraux sur cette histoire, et surtout de ces mille brochures, de ces mille descriptions, guides ou pamphlets qui forment la bibliographie particulière de l'art, il est et sera longtemps difficile aux érudits les plus consciencieux de la province, à moins d'être vraiment animés d'un instinct spécial et armés de livres spéciaux, de ne point tomber, à chaque pas, dans les erreurs banales, dans les traditions ridicules redressées par les travaux modernes, et dans ce chaos de dates approximatives dont nous sommes redevables aux légers biographes du siècle dernier. Et dans notre siècle à nous, n'est-ce pas les dictionnaires d'artistes, de la fabrique la plus frivole, qui sont les plus répandus et les seuls accrédités? Le nouveau catalogue de Caen est une preuve effrayante de cette difficulté dont je viens de parler, car chacun sait quelle a toujours été, dans toutes ses études et toutes ses publications, l'impeccable sûreté d'érudition de M. Georges Mancel, et c'est à ce point que, malgré les affirmations de sa signature, je déclare que je ne consentirai jamais à croire que ce scrupuleux savant ait entassé tant de fausses dates dans un petit livre, sans que ces dates lui aient été fournies de confiance par le conservateur du musée. A chacun sa tâche et son terrain : *suum cuique.*

Il serait injuste de ne pas dire que le catalogue de 1851 a sur celui de 1837 quelques avantages importants. On trouve dans le nouveau plusieurs remarques et plusieurs provenances, la dimension des tableaux, et à la fin une table alphabétique générale des noms de peintres des quatre écoles. Mais, je le répète, ce catalogue est pavé de bonnes intentions. La notice historique n'avait pas donné la liste complète des tableaux concédés par Napoléon ; au lieu de mentionner cette concession à l'article seulement des plus importantes peintures, que ne désigniez-vous par un astérisque tous les tableaux de cette catégorie, comme avait fait, en 1840, le catalogue de Marseille? Vous réveliez certaines provenances ; que ne les réveliez-vous toutes, toutes celles du moins que vous garantissait la feuille d'envoi? Et le contrôle de ces provenances était si naturel, et vous aviez au bout de chaque contrôle l'histoire de chaque tableau à raconter en deux lignes. — Rarement des provenances, le moins possible des descriptions, comment voulez-vous que l'on reconnaisse à distance un de vos tableaux? Si un catalogue n'était en effet qu'un guide pour les curieux qui visitent un musée, vous auriez plus tôt fait d'écrire au bas de chaque tableau son sujet et le nom de son peintre. Un catalogue, au contraire, dans notre pensée du moins, est d'abord une parcelle de ce vaste recueil de notices semblables, qui doit servir dans l'avenir à composer l'histoire générale et partielle des arts ; il est aussi, dans son usage immédiat, un memento du voyageur et de l'amateur, un livre qui remplace pour l'érudit sédentaire la vue même de la peinture. Vous voyez donc que j'aurais été de ceux qui vous au-

raient reproché et qui vous reprochent plus vivement encore qu'en 1837 (votre livret d'alors était bien plus descriptif que celui d'aujourd'hui) « de raconter l'histoire d'un sujet, à propos d'un tableau, au lieu de décrire l'image plastique fixée sur la toile par le peintre. » Je ne vous citerai, pour vous convaincre vous-même, que le *Sposalizio* du Perugin, et la *Vierge aux trois saintes* attribuée à Albert Durer. Avouez que les dissertations sur le cérémonial du mariage de la Vierge, et sur la seconde révélation de sainte Catherine, paraîtront intempestives à M. Waagen ou à M. Passavant, qui, lisant votre livret à Berlin ou à Francfort, chercheront en vain un mot qui leur indique la composition et les signes distinctifs de ces deux précieuses œuvres de votre musée. Pour les tableaux dont les gravures courent les rues, cela s'excuserait à peine ; car encore à quoi reconnaître que telle estampe est la traduction de tel tableau ? Et puis, en vous appesantissant sur les sujets, vous apprenez à la foule, dont vous avez à former le goût pour les arts, à tenir trop de compte de l'exactitude historique, dont les plus grands artistes ne se sont préoccupés qu'accessoirement ; là n'est pas leur grandeur, elle est dans l'expression énergique, suave ou élevée de leur sentiment, dans leur lutte victorieuse contre la nature et l'idéal.

Le catalogue de 1837 ne reconnaissait aucun ordre ; celui de 1851 a adopté l'ordre chronologique ou à peu près ; c'est déjà fort bien. Le système de l'ordre chronologique, pour un livret comme celui du Louvre, pourrait se défendre avec succès ; car là c'est l'histoire de l'art qui se déroule sans interruption, et chaque époque y est représentée par un imposant faisceau de noms. Et cependant, au Louvre même, où ce système a été pesé, on lui a reconnu des inconvénients tels qu'on s'est arrêté au système alphabétique, en ayant soin, toutefois, pour l'instruction du public, de représenter, dans une table finale, les noms des artistes suivant l'ordre chronologique. Mais pour une galerie de province qui ne montre guère que deux cents tableaux, des lacunes immenses s'entr'ouvrent à chaque pas dans la chronologie ; on procède par bonds, et sans que le lecteur en puisse recueillir un enseignement réel : l'ordre alphabétique lui eût rendu commode l'usage de votre livret ; l'ordre chronologique le déroute sans profit.

Je ne veux plus dire que deux mots sur un très-bon exemple que le catalogue du musée de Caen donne à ses confrères, excellente pensée, qui n'aurait, je crois, besoin que d'une toute petite amélioration pour porter tous ses fruits. Le catalogue du musée de Caen est en même temps l'inventaire de ce musée et de toutes les richesses d'art que possède la municipalité. On y trouve la série des curieux portraits historiques qui décorent la bibliothèque de la ville, les tableaux qui sont déposés dans le cabinet du maire, l'énoncé des plâtres de l'école de dessin, et non-seulement des tableaux exposés dans la galerie publique de peinture, mais tous les tableaux qui, jugés moins dignes de cet honneur, sont renfermés dans le grenier ou magasin. Pour ma part, je trouve cela à merveille, et il serait à souhaiter que toutes les collections publiques en fissent autant. Mais en assemblant pêle mêle les tableaux du magasin avec ceux de la galerie, le catalogue de Caen perd les avantages de sa conception et accroît la confusion du bon et du mauvais, déjà peut-être trop sensible dans la galerie elle-même. Je serais d'avis qu'il serait profitable de former une catégorie à part, dans le catalogue, des tableaux du magasin, ne serait-ce que pour ne pas inquiéter le pauvre visiteur qui, alléché par un nom, cherche inutilement dans tous les coins de la galerie une toile qu'il n'y trouvera pas ; mais surtout afin d'établir entre l'œuvre curieuse et la toile pitoyable une démarcation qui empêche de s'égarer en faux rêves l'étranger lecteur de votre notice.

En résumé, cette *Notice des tableaux composant le musée de Caen* contenait en plan et en germe tout un excellent catalogue ; s'il n'a pas été meilleur, c'est que les bons livres ont manqué à M. G. Mancel, c'est que M. le conservateur du musée n'a pas eu le temps d'étudier ses vieux tableaux avec assez de scrupule. Et comme je ne sais à qui m'en prendre, j'ai envie de chercher noise à tout ce qui a dans la ville un peu de crédit politique ou intellectuel. Quel orgueil voulez-vous qu'un conservateur ait de sa collection, quand il sent tous les jours que ce n'est point à ce beau titre de conservateur des Veronese, des Perugin, des Rubens et des Poussin, qu'il doit la considération dont il jouit dans la ville, mais à son heureux talent de professeur et de portraitiste ? Quand vous aurez compris la honte qu'il y a à faire servir de salle à manger, lors des réceptions princières, ce chaste sanctuaire des études et des plus délicates sensations, quand vous aurez renoncé, par amour pour la propreté, à faire nettoyer à cru et vernir à haute dose vos panneaux les plus précieux, quand vous aurez suivi maintefois, et appris à la Basse-Normandie à suivre le chemin de ce musée, alors vous verrez son conservateur s'inquiéter par lui-même de sa gloire et de son histoire, et ce jour-là l'herbe ne croîtra plus dans la cour du musée de Caen.

IV.

Notes sur le catalogue.

Mes premières notes sur le musée de Caen sont déjà de bien vieille date. J'ai aimé de bonne heure ce musée ; je l'ai visité aussi souvent que je l'ai pu. J'ai vu et fréquenté un certain nombre des musées de France ; je n'en connais pas qui puisse mieux légitimer que celui-ci la fierté et les largesses d'un conseil municipal, et qui soit plus digne des soins, des caresses, des études, de la passion de son conservateur tout entier. Il n'en est point dont les tableaux puissent raconter de plus nobles provenances ni d'aussi honorables aventures. Or, l'histoire d'un tableau est déjà une partie de sa valeur ; elle attire vers lui l'attention de la multitude, l'attention aussi des connaisseurs, qui l'en étudieront avec plus de sécurité et plus d'intérêt. On s'est si singulièrement habitué à regarder avec défiance et hauteur tout ce qui se trouvait relégué dans la plupart des musées de province ! Les catalogues de ces musées sont bien aussi pour quelque chose dans cette dépréciation. En rassemblant les notes éparses sur le musée de Caen qui se sont peu à peu entassées dans mes papiers, notes qui racontent en termes très-curieux et très-précis les royales destinées des plus importants tableaux de ce musée, je voudrais espérer qu'elles vaudront à ces pauvres amis, que j'ai toujours tant de bonheur à revoir dans leur solitaire galerie, un peu plus de respects et quelques regards plus bienveillants. Les regards de la foule réchauffent et conservent les tableaux, l'abandon les flétrit ; l'abandon, comme la pluie, est mortel aux chefs-d'œuvre.

Italiens & Espagnols.

Le Mariage de la Vierge, par Pietro Vannuci, le Pérugin. — A tout seigneur, tout honneur. Quand il n'y aurait que ce tableau dans l'Hôtel-de-Ville de Caen, il constituerait à lui seul un musée. De tels tableaux absorbent tout l'éclat d'une collection et écrasent de leur voisinage d'excellentes œuvres, même des plus excellents maîtres. Quand, en 1847, je résolus de commencer par le musée de Caen la publication des chefs-d'œuvre d'art renfermés dans les musées de province, je priai M. Georges Bouet, qui avait bien voulu accepter l'entreprise de dessiner sur pierre la collection caennaise, de lithographier d'abord, comme spécimen de l'intérêt et des procédés de cette publication, le *Sposalizio* du Pérugin. C'est là la lithographie que cite le catalogue, et elle est en effet la plus sérieuse reproduction qui ait été faite de ce fameux tableau. M. Bouet l'a cependant encore lithographié dans une plus petite proportion, pour l'ouvrage que prépare depuis longtemps sur l'histoire de l'art M. le docteur Rigollot, d'Amiens. Ce tableau se trouve en réalité l'un des plus maltraités par le système du catalogue nouveau. La petite description de la première édition valait bien mieux pour les curieux qui s'intéressent à cette admirable peinture que la page extraite de l'abbé Orsini. Qu'il nous soit permis de retranscrire ici la notice qu'en donnait son prospectus. — La Vierge et saint Joseph, entourés de leurs parents (derrière saint Joseph sont les hommes, derrière la Vierge, à droite, sont les femmes) sont debout au milieu du tableau. Le prêtre, placé entre eux deux, prend la main de la Vierge et la présente à son époux, qui lui met au doigt l'anneau, signe de l'alliance qu'ils contractent. Derrière saint Joseph, on remarque plusieurs prétendants qui, de dépit de n'avoir pas obtenu la préférence, cassent leurs verges. Le fond offre un temple de forme octogone. Ce charmant épisode du jeune homme rompant sur son genou une baguette, que l'on remarque dans tous les tableaux représentant le mariage de la Vierge, est expliqué par la légende : « Les prêtres assemblèrent en une liste de la dédicace du temple, dit le P. Guy, dans

ses *Vies des Saints*, tous ceux de la famille de David qui pouvaient prétendre à une alliance si glorieuse. Après les avoir considérés, ils choisirent enfin Joseph, soit qu'ils connussent, en tirant au sort, que Dieu l'avait lui-même choisi..., soit, comme porte la tradition, que l'ordre ayant été donné à tous les parents qui n'étaient pas encore engagés dans le mariage, d'apporter chacun une baguette pour la mettre aux pieds de l'autel, la seule baguette de Joseph fleurit et une colombe plus blanche que la neige, qui représentait le Saint-Esprit, descendit du ciel et vint se poser dessus. »

Ce tableau fut tiré par les commissaires du gouvernement français de l'église San-Lorenzo, cathédrale de Pérouse, où il se voyait dans la première chapelle à gauche, appelée la chapelle *del S. Anello*, parce qu'on y conserve, dit-on, l'anneau que saint Joseph donna à la Vierge en l'épousant. Vasari dit la même chose en ces mots : « A San-Lorenzo, on voit de Pietro Perugino *le Mariage de la Vierge*, sur l'autel *del Sacramento*, où l'on conserve l'anneau nuptial de la mère de Dieu. »

La peinture du Pérugin figura au Louvre, dans l'exposition du 18 brumaire an VII, parmi les *principaux tableaux recueillis en Italie* (second envoi). La précieuse *notice*, composée pour cette exposition, le désignait sous le n° 50, et en donnait la description que nous avons transcrite plus haut. « Autant qu'il est possible de conjecturer, disaient les consciencieux rédacteurs de ce catalogue, le Pérugin a fait ce tableau en 1495, c'est-à-dire la même année qu'il peignit l'*Ascension de Jésus-Christ*, « chef-d'œuvre de ce grand maître, et qui se voit aujourd'hui au musée de Lyon. Neuf ans plus tard, en 1504, le divin élève du Pérugin, « le gracieux Raphaël Sanzio d'Urbin, » venant de quitter Pérouse, se rendit, accompagné de quelques amis, à Castello, où il termina, dans le style du Pérugin, dit Vasari, trois tableaux, dont l'un, pour l'église de San-Francesco, représentait *le Mariage de la Vierge*. Il a placé au fond de cet ouvrage un temple circulaire et il parut

vint à le rendre si admirablement, qu'il semble chercher les difficultés pour avoir le bonheur de les vaincre. » Ce n'est point Raphaël qui avait cherché cette difficulté pour la vaincre, c'était bien le Perugin, dont Raphaël a imité fort scrupuleusement le petit temple polygone. Tout le monde connaît, par la gravure de Longhi, le *Sposalizio* de Raphaël, qui se voit aujourd'hui à Milan. C'est un pastiche plein d'élégance et d'un goût exquis de beauté, d'après le *Sposalizio* du Perugin; imitation fidèle de la disposition de ses groupes et du sentiment de ses figures. N'était-ce pas le plus délicat hommage que le divin élève pût rendre à son maître en sortant de l'atelier de Perouse?

Ajoutons pour la plus complète et la plus juste édification de nos lecteurs sur cette peinture délicieuse du Perugin, empreinte du plus exquis sentiment de beauté et de pureté, que toutes les figures accessoires de jeunes femmes à droite, de jeunes gens et de vieillards à gauche sont d'une grâce plus grande peut-être que les trois figures principales. — Quant au panneau lui-même, cintré par en haut et ayant de hauteur 2 mèt. 36 c., sur 1 mèt. 86 c. de largeur, il est en bon état, sauf quelques piqûres bouchées. — Les figures sont de demi-nature.

Que M. Rio et les écrivains de même date aient cru perdu le tableau du Perugin parce qu'ils n'en retrouvaient plus la trace à St-Laurent de Perouse depuis le traité de Tolentino, cela se conçoit; mais pour M. Quatremère de Quincy le *lapsus memoriæ* est plus étrange, car il ne pouvait n'avoir pas remarqué ce tableau lors de l'exposition de l'an VII. Mais les Perugin, du temps de M. Quatremère de Quincy, n'arrêtaient guère les yeux des corrects théoriciens de l'école de David ; et ce fut, n'en doutons pas, pour dégorger le Louvre des œuvres d'un maître qu'avaient fort estimé les connaisseurs de la conquête, mais qui était moins sympathique au goût public d'alors, que les musées des départements et trois églises de Paris reçurent *vingt-quatre* tableaux du Perugin, dont *dix-neuf* avaient été choisis dans les diverses églises de Perouse.

Saint Jérôme dans le désert (2); celui-là est signé en lettres d'or, à gauche au pied de la croix, devant laquelle saint Jérôme est agenouillé : PETRVS. PERVGINVS. PINXIT. Lépicié, dans le *Catalogue raisonné des tableaux du Roy*, t. I, page 67, décrit à sa manière ce charmant et précieux tableau, qui ferait l'orgueil d'un musée, si musée n'avait pas le *Sposalizio*. La tête du saint est très-belle. La critique qu'en fait Lépicié est bien de son temps : « Il y a de la vérité dans le trait de la figure, mais une vérité dénuée d'élégance et de grâce. La couleur en général de ce tableau est assez bonne; mais on sent, par le peu de gradations dans les plans, et par l'uniformité des tons, que le Perugin n'avait aucune idée du clair-obscur. » Pourquoi Lépicié n'est-il pas aussi franc que le président de Brosses, et que ne préfère-t-il tout haut, comme lui, le Guide à Raphaël ? — Le *saint Jérôme* du Perugin était de vieille date dans la collection du Roi. Le *Trésor des Merveilles de la maison royale de Fontainebleau*, par le père Dan (Paris, 1642), qui donne l'énumération des tableaux les plus estimés contenus dans le cabinet des peintures, et qui s'y trouvaient peut-être depuis François I.er, mentionne de Pietro Perugino « un sainct Hiérosme à genoux devant un crucifix. » A la fin du règne de Louis XIV, ce tableau n'avait pas encore quitté Fontainebleau, et *l'inventaire général des tableaux du Roy* fait, en 1709 et 1710, par le sieur Bailly, garde desdits tableaux, enregistre « un tableau de Pietre Perugin, représentant saint Jérôme à genoux devant un crucifix, un lion qui s'enfuit et un chapeau de cardinal pendant à un arbre, sur un fond de paysage. Figure de 22 pouces ou environ, ayant de hauteur 2 pieds 8 pouces, sur 2 pieds 2 pouces de large, peint sur bois. » Il était alors dans le cabinet de la Reine.

L'inventaire de donation attribue (et vous avez accepté son attribution) à l'école de Venise les ruines d'un admirable panneau (52) qui représente le Christ étendu sur la pierre de son tombeau ; saint Jean aide la Vierge à soulever le corps de son fils ; la Madelaine tient ses pieds, sur lesquels elle se penche. Si ce magnifique tableau est presque entièrement détruit, il n'en est pas moins digne d'honneur et de respect, car il est d'un sentiment divin. En tout cas, ce n'est point là une peinture de l'école de Venise. La *national Galery* de Londres possède un tableau (je ne le connais que par l'une des petites gravures en bois qui illustrent le plus populaire de ses catalogues), lequel tableau présente une disposition et, on l'entrevoit, une expression presque entièrement analogues. Il est, dit-on, de Francesco Francia. Celui de Caen me paraît appartenir à l'école du Perugin, à quelqu'un de ses plus heureux élèves, tel qu'était, par exemple, Andrea d'Assisi.

Le *Saint Sébastien* vu à mi-corps et tenant deux flèches (3) est une bonne peinture sur panneau, fatiguée par les retouches, mais qui de moins rappelle André del Sarte, auquel il est attribué; c'est en tout cas une méprise qui l'a fait mettre au grenier, pendant que l'on exposait sous le même glorieux nom un autre *Saint Sébastien* (4) en pied, qui est d'un Flamand ayant étudié en Italie. — C'est un grand bonheur encore que ce *Saint Sébastien* en buste nous soit resté, même au grenier. J'ai cité les cinq tableaux que les Allemands de l'invasion nous avaient enlevés en se retirant. C'étaient, pour copier *l'état des tableaux remis*, le 21 *novembre* 1815, *aux commissaires de Brunswick*, deux têtes, effet de lumière, par Hunthorst, et

désigné *une jeune Fille soufflant sur un tison* ; — Vanden Eckout, *la Circoncision*, attribué dans l'état des
commissaires à Dietrick ; — Franc de Liége, un sujet
de la vie de Moïse, désigné *le Passage de la mer
rouge* ; — *une Tête de vieillard à barbe*, de Jean
Lievens ; — et de Martin Van Veen Hemskerck, *le
Déluge*, conquête de 1806, attribué à Cornelis de
Harlem. — Mais cette spoliation partielle du musée
de Caen, accomplie par les commissaires du Brunswick,
sous le couvert des baïonnettes prussiennes, n'était
rien auprès de celle dont ce même musée fut menacé
par les commissaires de Cassel, et surtout par le ter-
rible commissaire autrichien Rosa. Il ne s'agissait de
rien moins que de l'*Abimelech* de Rubens, désigné
Distribution de pain à des soldats, et qui est porté
comme remis, le 9 septembre 1815, aux commissaires
de Cassel ; et quant au commissaire autrichien, il est
écrit sur le registre central que le même jour, 9 septembre 1815, il lui a été remis *la Poule et ses petits*,
de Melchior Hondekooter; les deux tableaux de l'école
génoise, *Faune et Bacchante et Apollon et Marsyas*,
sous le nom de Novelli ; *les Joueurs*, imitation de
Manfredi ; *le saint Sébastien*, d'André del Sarte ; et
le Portrait de femme, de Franc Floris. — Honneur
à l'énergique résistance de l'administration qui a pu
faire lâcher prise à ce Rosa, ou qui a su dépister ce
grand emballeur des alliés, comme notre illustre
Géricault appelait Canova, l'implacable compère du
commissaire autrichien.

La Descente de Croix, du Tintoret (9), est un tableau
de forme octogone, d'un coloris riche, intense et clair,
d'une composition dispersée et, permettez-moi d'employer ce mot, romantique ; le groupe de la Vierge
évanouie en compose le plus fort intérêt. Comme tant
d'autres tableaux du musée de Caen, celui-ci faisait
déjà partie du cabinet du roi, sous Louis XIV, et il se
trouvait dans le cabinet des tableaux à Versailles,
quand Bailly le recensa. Lépicié en donne, à son ordinaire, une longue description, et termine en disant
que « ce tableau n'est qu'une esquisse assez faible et
assez mal conservée ; » le siècle qui s'est écoulé depuis
Lépicié l'a encore moins bien conservé, si possible ;
mais sur sa valeur comme art, *la Descente de croix*
peut opposer au jugement de Lépicié celui de M. Eugène Delacroix. Ce grand artiste, traversant Caen en
1841, la jugea digne d'une étude sérieuse et profitable;
il en fit donc une petite copie au pastel, pendant que
M. Villot, son ami, aujourd'hui conservateur de la
peinture au musée national du Louvre, peignait à
l'aquarelle une copie de *la Tentation de saint Antoine*
du Veronese.

La note de M. Mancel sur la jolie petite copie
d'après *les Grâces et Mercure*, du Tintoret, encadrée

dans un cadre argenté, est d'une justesse parfaite, et
cet agréable tableautin valait bien une remarque en
effet.

Le chapitre des tableaux de Paul Veronese que
possède le musée de Caen est très-curieux et très-
important. Il y en a quatre, quatre vrais Veronese ;
car si le musée central avait distribué dans ses succur-
sales vingt-quatre Perugin, il n'avait pas été plus
chiche de Veronese ; il en avait donné *vingt-trois*.
Celui de Caen, que nous nommons le premier, car il
est pour nous le plus précieux, est la « *Tentation de
saint Antoine*, composition de trois figures plus fortes
que nature, peinte sur toile (12).

« Saint Antoine, abbé, étant en oraison dans le désert de la Thébaïde, est tourmenté par le démon :
tandis qu'il l'attaque à force ouverte et le maltraite en
le frappant avec un pied de cheval, dont il est armé,
l'esprit malin, sous la figure d'une jeune et belle
femme, cherche à séduire le saint anachorète, en lui
suggérant des pensées contraires à la pureté. Ce tableau vient de l'église de S. Pietro, cathédrale de
Mantoue, où il se voyait dans une des salles du chapitre.
Vasari, Ridolfi, le chev. dal Pozzo le donnent bien
positivement à Paul Veronese ; mais quelques connaisseurs modernes l'ont attribué à Batista Zelotti, de Verone, dont la manière tient beaucoup de celle de Paul.
*Notice des principaux tableaux recueillis en Italie
par les commissaires français.* — 2ᵉ partie, compre-
nant ceux de l'état de Venise et de Rome, dont l'exposition provisoire aura lieu dans le grand Salon du
muséum, les octidi, nonidi et décadi de chaque décade,
à compter du 18 brumaire an VII. — N° 39. — L'avis
de ces quelques connaisseurs modernes ne prévaudra
pas un moment, auprès de nous, contre les témoi-
gnages singulièrement précis que nous allons citer à
tour de rôle.

« Le duc de Mantoue, dit Vasari, était grand ad-
mirateur d'un tableau que Domenico del Riccio avait
exécuté dans la cathédrale pour la chapelle de Santa-
Margarita, en concurrence du *Saint Antoine* de
Paolino, du *Saint Martin* de Paolo Farinato, et de
la Madeleine de Batista del Moro. Ces quatre Ve-
ronais avaient été appelés par Ercole, cardinal de
Mantoue, pour décorer la cathédrale que ce seigneur
avait restaurée sur les dessins de Jules Romain. » —
Notez que Vasari est extra-contemporain du Veronese,
puisque le premier était de seize ans plus âgé que le
Paolino, né en 1528, et qui avait peint ce tableau
avant 1555.

Ridolfi (*le Maraviglie dell'arte*, Venise, 1648, t.
285) et le commandeur dal Pozzo (*Aggionta alle vite
de' pittori, degli scultori et architetti Veronesi*, Verone, 1718, p. 78) sont encore plus explicites : « Con-
duit à Mantoue par le cardinal Hercule Gonzague,
avec Domenico Riccio, dit le Brusasorci, Battista
dal Moro et Paolo Farinato, jeunes peintres véronais

de reputation, pour peindre les tableaux du dôme
(de la cathédrale), Paul représenta dans le sien saint
Antoine, abbé, bâtonné par un démon, et par un
autre déguisé sous les traits d'une femme; et le mérite
de son tableau l'emporta sur celui de ses concurrents.
Ayant reçu les rémunérations du cardinal, il retourna
à Verone... »

Voilà l'histoire vraie de ce tableau, qui ne fut donc
point *commandé à l'auteur par les capucins de Mantoue*, et son origine, qui en fait un des plus anciens
tableaux connus du Veronese, en le constatant antérieur à tous ses grands travaux de Venise, lui donne
un intérêt dont sa beauté n'avait en conscience pas
besoin. La femme, une de ces admirables natures
blondes qu'a tant aimées le pinceau du Veronese, tient
une main du saint pendant que le diable musculeux
qui l'a terrassé va l'assommer avec son pied de cheval.
Les figures sont plus grandes que nature; ce tableau,
un peu fonçé de ton, est d'une violence de mouvement et d'un charme de couleur inexprimables; c'est
un chef-d'œuvre du plus beau temps des vénitiens.

La « *Judith* (11) qui tient la tête d'Holopherne
et une maîtresse qui lui présente un sac pour la recevoir, » mentionnée par l'inventaire Bailly, comme décorant, à Versailles, en 1710, le petit appartement
de Roi, est décrite fort au long dans le catalogue raisonné de Lépicié: « Judith, dans la tente d'Holopherne,
tient la tête de ce général qu'elle vient de couper, et
dont le corps sanglant est étendu sur le lit... une
esclave moresque présente un sac qu'elle ouvre avec
les dents et les mains pour recevoir la tête d'Holopherne... Ce tableau est si piquant pour la disposition des figures et pour la couleur, qu'on ne peut se
refuser à l'admiration. » Holopherne est couché à
gauche; la blonde Judith tient sa tête coupée; à droite
est la négresse debout. — Il y a bien en effet matière
à méprise sur les deux *Judith* du Veronese; mais il est
temps de détruire enfin une longue illusion. Le musée
de Caen possède une *Judith* et le palais Brignole
en possède une autre. Celle que décrit si émphati-
quement le président Dupaty est encore au-grand-ci-
la muraille devant laquelle l'admira le gracieux rhé-
teur, et il avait raison d'être *ébloui*, *étourdi*, *ravi*; il
aurait pu dire aussi épouvanté; car, à moins que ne
m'abusent et mes souvenirs d'il y a dix ans,
jamais l'Espagne [et sa sauvage mémoire] n'a peint
avec une plus cruelle vérité l'horreur d'une [texte].
La *Judith* de Brignole est, pour tous ceux qui ont vu
l'Italie, un de leurs souvenirs ineffaçables; et c'est
une toile bien plus éblouissante encore que celle de
Caen, avec la perle qu'elle a [texte], notamment
dans la figure de la négresse, qui est la même, la plus
[texte]. — La *Judith* de Caen, intitulée *Hé-
liodore dans l'État de donation du second [texte], venait du cabinet du Roi, n'en doutez pas; et l'histoire
[texte]

 éd. de 1725, t. 3, p. 147) vous en raconte l'introduction parmi les tableaux de la Couronne. « Entre les
tableaux que le roi a eus de M. Jabach, il y en a
quatre qui étaient autrefois à *Venise*, dans la maison
des Bonaldi. Le premier représente Judith qui coupe
la tête à Holopherne, le second est l'histoire de
Suzanne, dans le troisième, Rebecca donne à boire aux
chameaux du serviteur d'Abraham, et dans le quatrième, la reine Esther paraît devant le roi Assuérus. »
Caen a le premier; le Louvre a gardé les trois autres.
On sait du reste l'origine du plus grand nombre des
tableaux de Jabach; c'étaient ceux du roi Charles Ier,
que les Anglais avaient vendus à l'encan après sa mort,
et que ce malheureux roi tenait pour la plupart du duc
de Mantoue, dont il avait acheté la collection. Les
plus fameux tableaux du Louvre viennent de là.

La composition des *Israélites sortant d'Égypte*
(13), très-belle peinture de Paul Veronèse, au second
plan de laquelle, à gauche, se voit un morceau de
cette architecture éclatante où se complaisait ce grand
maître, se trouve ainsi longuement expliquée dans la
Description des tableaux du Palais-Royal, de Dubois de Saint-Gélais, 1727, p. 362 : « Le fond du tableau représente, à droite, le palais de Ramesses et
à gauche, une place ornée d'architecture, avec deux
colonnes et un entablement qui porte un piédestal
sur lequel est élevée une statue; le reste est un ciel.
Sur le devant il y a un homme qui tient un seau et un
panier, un autre homme, chargé d'un gros paquet sur
la tête, descend les degrés avancés du palais, suivi
d'une femme qui porte une cruche, et au bas du perron
est une autre femme, qui lie des [texte] entortillés
dans une toile. Derrière, à droite, on voit quantité
d'hommes et de femmes sortant du palais avec des
paquets, et dans le lointain, à gauche, plusieurs autres Israélites, aussi chargés, qui traversent la place. »
Et c'est par Dubois de Saint-Gélais que nous appre-
nons que ce tableau, dont les figures sont du tiers de
nature, avait été côté au cabinet du roi d'Orléans
par M. de Liancourt. — Il a été gravé deux fois dans
le siècle dernier. La moins importante des deux estampes est celle dont parle le catalogue; elle est de
Couché fils et G[texte] Michel, et fait partie du recueil de
la *Galerie du Palais-Royal*. L'autre avait été exécutée
antérieurement par Louis Jacob, pour la grande publication connue sous le nom de *Cabinet Crozat* [texte]
et est beaucoup plus grande; mais grande dans le sens
opposé au texte. Mariette, qui a décrit le texte du
recueil concernant cet Crozat, observe que les *Israélites sortant d'Égypte* faisaient pendant à un autre
tableau du Veronese, les *Filles de Loth*, qui se voit
aujourd'hui au musée du Louvre, et que le roi d'Orléans avait de même acquis du duc de Liancourt. On
sait, par le *Voyage pittoresque de Paris*, de d'Argenville, que ces deux tableaux Veronese, des dessus de
porte [texte] l'édition de la duchesse de Chartres; et c'est

_____
[texte] sur les vies et les ouvrages des peintres.

ect encastrement dans la décoration de l'appartement qui les a conservés à la France. S'ils n'avaient été que cadres suspendus et mobiles, ils eussent suivi le sort de la royale collection d'Orléans, qui fut vendue à Londres par Philippe-Egalité.

Il me reste à parler du quatrième tableau de Veronese, *Jésus-Christ dans une gloire d'anges*, ayant *au-dessous de lui, sur des nuages, saint Pierre et saint Paul* (14). Celui-là encore faisait partie de l'ancien cabinet du Roi, et il est enregistré comme tel dans le catalogue raisonné de Lépicié et dans l'inventaire Bailly, qui nous apprend qu'il était, en 1710, placé à Versailles dans la petite galerie du Roi. Il porte, à droite, la signature curieuse : *Nicolaus Cestari Neapolitanus restauravit*. Mais ce qui le rend surtout intéressant pour la ville de Caen, c'est qu'il a été gravé par Michel Lasne, le célèbre graveur caennais. Voici la lettre de cette grande estampe : *Pleni sunt cœli et terra majestatis gloriæ tuæ. S^{us} August.— Nobilissimo ac perillustri D^{no} D. Carolo Lamogue Domino de La Vaure*, etc. *benevolentiæ ergo D. et consecrat M Lasne Sculp. Reg.—Cum privilegio. Paulus Caliarus Veronensis pinxit.*

Giovanni Francesco Barbieri, dit le Guerchin, n'était pas né à Bologne, mais à Cento, dont il porta et signa le nom toute sa vie.—Le grand tableau échancré que possède de ce maître le musée de Caen (31) décorait avant la révolution la splendide galerie de l'hôtel de Toulouse, dont on trouve des descriptions dans tous les guides de Paris du siècle dernier. Il s'y trouvait en compagnie de vastes toiles de sa taille, chefs-d'œuvre renommés de tous les grands maîtres du XVIIe siècle, le Guide, le Cortone, le Valentin, le Poussin, Alexandre Veronese, Carle Maratte et le Guerchin lui-même. Ces tableaux, dont le Louvre possède encore le plus grand nombre, et qui couvraient les panneaux de la galerie encore existante qu'avait construit Fr. Mansard, et dans la voûte de laquelle Fr. Perrier avait épuisé tout son génie de peintre fécond et de décorateur admirable, ces tableaux avaient été acquis par Raymond Phelippeaux, sieur d'Herbault de La Vrillière et du Verger, secrétaire d'Etat. C'est pour ce La Vrillière qu'avait été construit, en 1620, l'hôtel qui porta son nom jusqu'en 1713, époque à laquelle le comte de Toulouse lui donna le sien en l'achetant. Avant la révolution il appartenait au vertueux duc de Penthièvre ; c'est aujourd'hui le palais de la banque de France. Dans un de ces beaux livres que l'Italie moderne a publié sur ses immortels artistes, intitulé : *Notizie della vita e de le opere del cavaliere Gioan Francesco Barbieri detto il Guercino da Cento*, etc. *Bologna*, 1808, page 104, vers le milieu du précieux journal, ou plutôt du livre de comptes que Paolo-

Antonio Barbieri, son frère, et ses neveux les Gennari, nous ont conservé des sommes payées au Guerchin pour les innombrables tableaux qu'il peignit de 1629 à 1666, je trouve, à la date du 11 juillet 1643, la mention suivante du *Coriolan* du musée de Caen : « Il di 11 Luglio. Da Monsù Adriglière (sous cette singulière orthographe, habituelle aux Italiens pour les noms étrangers, on reconnaît le nom de *La Vrillière*), segretario del Re di Francia si è ricevuto per le mani del sig. Lodovico Mastri doppie di Spagna N. 200. e sono per il quadro del Coriolano fatto a detto sig. Adriglière, le quali a lir. :4. 14. di moneta di Bologna, fanno lir. 2940. cioè—sendi 735. »

Dans les descriptions diverses de l'hôtel de Toulouse, je ne vois point de *Didon abandonnée* (32) ; et cette Didon, qui me semble plutôt un buste de Lucrèce, me paraîtrait mieux attribuée à l'école du Guide qu'à la main du Guerchin.

Quant au joli groupe à mi-corps de la *Vierge et de l'Enfant* (33), provenant du legs Lefrançois, il n'est pas du Guerchin, je le crois, mais il est de sa meilleure école.

Le reste des tableaux de l'école italienne ne mérite pas le même intérêt et n'offre pas d'aussi illustres origines que ceux sur lesquels nous venons de nous étendre ; mais le chapitre des *errata* ne nous paraît pas inutile pour certaines dates, sans nous arrêter aux fautes d'impression invétérées qui ont dénaturé quelques noms dans les deux éditions. Ainsi Andrea Vannochi, surnommé del Sarto, élève de Barile et de Pier di Cosimo, était né le 26 novembre 1478 et non en 1480 ; le Paul Veronese était mort à Venise le 19 avril 1588, âgé de 60 ans, c'est-à-dire qu'il était ne en 1528, non en 1532 ; pour le François Solimene, le catalogue se trompe juste d'un siècle, et par conséquent le fait naître avant le Gentileschi, le Manfredi et l'Albane, en 1557 ; il n'était pas né à Naples, mais près de là, à Nocera de'pagani, en 1657, et était mort le 5 avril 1747 ; il était élève, non de Luca Giordano, mais de son père Angelo Solimena, de Francesco di Maria et de Giacomo del Pô.— Orazio Lomi, dit le Gentileschi, était né, non en 1563, mais le 9 juillet 1562 ; il mourut en Angleterre un an plus tôt que ne le dit le catalogue, et il était élève de son frère, Aurelio Lomi.—Manfredi n'était pas né à Mantoue en 1574, mais à Ustiano, bourg du Mantouan, en 1580, suivant Zani.—Il eût été bon de dire que l'Albane, né à Bologne le 17 mars 1578, mort dans la même ville le 4 octobre 1660, avant de suivre le Guide dans l'atelier des Carraches, avait été, comme lui, élève de ce Denis Calvaert dont vous avez dans votre musée un échantillon si capital.—Le rival de l'Albane et du Guide, le Guerchin, n'était pas né à Bologne en 1590, mais à Cento le 8 février 1591, et mourut le 24 décembre 1666.—Le Panini, né en 1695, non en 1591, était mort à Rome le 21 octobre

1768, quatre ans plus tard que ne le veut le livret. — Enfin l'Espagnolet n'était pas né en 1589, mais le 12 janvier 1588. — Je n'épuise pas les chicanes qu'il y aurait à faire sur les noms et les dates seuls de l'école italienne.

Quant aux attributions, il en est quelques-unes qui ne satisfont que médiocrement mon peu de savoir, et, par exemple, à la place du catalogue, j'aurais préféré, au glorieux nom de Palme, mis en avant à-propos de la *Sainte-Famille* (15), l'énoncé plus humble fourni par l'état de donation : école italienne moderne. On aurait pu même préciser un peu davantage : école italienne du nord, ou: attribué à l'école vénitienne; plus de hardiesse me semble bien compromettant.—Et l'*Homme à la figure*, combien l'état de donation était plus prudent que vous en l'attribuant vaguement à l'école napolitaine. Le nom de Michel-Ange des batailles me semble aussi mal placé sur cette figure (34) que sur le tableau de fleurs (36) provenant de la vente Delaroque. Ce tableau m'a l'air bien plutôt flamand ou hollandais qu'ultramontain. — La *Naissance de la Vierge* (29) et l'*Extase de saint François* (30), que vous dites du Feti, on vous les donnait sous toute réserve comme peintes, la première dans son genre, la seconde d'après lui, et celle-ci provenant, non de la collection royale, mais de l'émigré Millioti. — Ne vous semble-t-il donc pas comme à moi que le joli groupe de la *Vierge et de l'Enfant Jésus*, donné par le catalogue à Sassoferrato (38), est moins proche de la pâle peinture de ce maître, qu'il ne me rappelle certains traits de la manière Poussinesque. — Qu'y a-t-il au contraire de commun entre la manière du Guaspre et le paysage avec figures (39) représentant des voyageurs qui vont se mettre à l'abri d'un coup de vent qui fait fléchir les arbres, à côté de ruines antiques peuplées encore de leurs statues. Ce tableau, parfaitement conservé, excellent paysage plein de vigueur et de franchise de touche, dans les arbres surtout, appartient, ce me semble, bien plutôt à l'un de ces innombrables artistes hollandais qui peuplèrent l'Italie du XVII° siècle. Il est signé, sur une pierre, à droite, au premier plan : IOANNES FRANCISCVS [] INV. ET FECIT 1658. Le nom de famille seul a été très-frotté et usé. J'avoue avoir inutilement cherché dans les historiens et les dictionnaires un nom qui s'accorde avec ces prénoms et avec cette date. Une toile de cette qualité est tout à fait déplacée dans votre grenier. Je ne voudrais m'arrêter qu'aux peintures dignes d'attention. Il est impossible de ne point citer les trois toiles de l'école génoise, très-vulgaires de forme, sans doute, mais d'une vigueur extraordinaire de brosse et de modelé. Dans le *Mercure et Argus* spécialement, de Bernardo Strozza, l'Argus est une très-belle figure. La composition du joli tableautin de Philippo Lauri, *Alphée et Aréthuse*, fait presque songer au Poussin; mais l'exécution en est un peu petite et mignarde.—Le *Christ en croix*, attribué à Ciro Ferri, est assez beau d'expression. — La *Jahel et Sisara*, de Carlo Cignani, est d'un pinceau

épais et lourd. —Les *Animaux*, d'Antonio Rossi, sont d'un effet vigoureux et noir qui rappelle Rosa de Tivoli; ils proviennent de la vente Delaroque, comme aussi, m'a-t-on dit, le *Couronnement d'épines*, important tableau attribué à Ribera. Je ne sais pourquoi le catalogue n'enregistre pas ces provenances par acquisition, qui sont, à coup sûr, les plus innocentes, et qui n'en sont pas moins fort curieuses.— Je n'ai rien à dire du *Choc de cavalerie* attribué à Simonini, si ce n'est qu'il me semble la moins séduisante des acquisitions, heureuses d'ailleurs, faites à la vente Godefroy. — C'est une singulière peinture, peinture du second ordre, disons-le tout de suite, mais je ne sais pourquoi attrayante, que le *Saint Sébastien* donné par M. Abel Vautier. Comme effet, cela rappelle l'école des Carraches. Le dessin et les expressions en sont pleins de douceur; on dirait un peintre d'un tempérament milanais, qui, un siècle après la mort de Léonard, se souviendrait encore de lui.—La bonne esquisse, violente et noire, de Valerio Castelli, représentant *Simon le Magicien*, ne provenait ni de l'ancienne collection de France, ni d'une église de Paris, mais, je le répète, de l'émigré Millioti.—Je ne sais quelle est la cérémonie qu'a voulu peindre le Panini; mais ce qu'il y a de certain, c'est que la salle où se passe la solennité ne rappelle par aucun point, par aucun détail, la chapelle de Versailles. Or, la représentation d'une cérémonie entraîne, comme première condition, l'exactitude du local. Versailles était alors si bien connu dans toute l'Europe! A coup sûr, la scène ne se passe pas à Versailles.

L'*Ecce-Homo*, délicieuse et croquante esquisse du Tiepolo, dont les traits sont griffonnés au bout du pinceau. Le ton général est d'un gris très-fin, et les tons qui s'enlèvent sur ce ton général sont d'une harmonie très-délicate. Les têtes grimaçantes et fantastiques sont pleines de la vie propre à toutes les œuvres de ce maître capricieux. L'*Ecce-Homo* est, — avec l'admirable portrait de femme, par Vanderhelst, portrait plein de lumière et d'éclat, d'un pinceau gras et d'un modelé fin et rayonnant, — le plus précieux morceau, à mon sens, du legs Lefrançois. Peu de musées en France montrent des Tiepolo. La petite collection de peintures anciennes, formée par ce pauvre jeune homme, est vraiment marquée pour nous d'un caractère qui nous touche, en ce sens que le goût et le tact et la curiosité particulière à un artiste ont évidemment présidé à ce choix. Si G. Lefrançois s'est trompé quelquefois, par exemple, dans le tableau à trois personnages de grandeur naturelle à mi-corps, que le catalogue intitule *Repas de famille* et qui représente Esaü vendant son droit d'aînesse pour un plat de lentilles, méchant tableau exécuté, non par le Bassan, mais d'après lui peut-être, par un flamand imitateur du Caravage; s'il s'est trompé encore dans son esquisse d'un *Jugement dernier* qui n'a rien de commun avec Lebrun, — ses *Têtes d'apôtres* attribuées à Lanfranc (26-27), sa *Vierge* attribuée au

Guerchin, son *portrait de femme*, dits de l'école de Hoibein (99), ses *Deux buveurs flamands* (112), d'une charmante couleur qui rappelle le Craesbeke, ses *Suites d'un combat* (166), attribué au Bourguignon, ses beaux portraits d'un *maréchal de France*, par Rigaud, et de M. *Voyer d'Argenson* (195), l'esquisse du *saint Sébastien en prison*, par Vincent, et la plus jolie esquisse d'un *portrait de femme en pied*, par Robert Lefèvre, forment, avec les deux toiles que nous avons nommées d'abord, le Tiepolo et le Vanderhelst, l'un des plus riches fonds qui auront jamais pu s'adjoindre au musée de Caen pour en accroître l'intérêt et l'éclat.

Flamands, Hollandais & Allemands.

De même que les Italiens par le Perugin, la série des écoles du nord s'ouvre par l'un des plus ravissants chefs-d'œuvre du musée. Je veux parler du pseudo-Albert Durer, que le catalogue s'obstine à intituler *Seconde révélation de sainte Catherine.* Au lieu de dépenser sa peine à citer la légende pour justifier un titre que, pour notre part, nous n'acceptons pas, préférant de beaucoup celui fourni par le registre de donation : *La Vierge et trois saintes,* M. G. Mancel n'eût-il pas rendu, à moins de frais, meilleur service aux curieux en leur disant : La Vierge est posée sur le devant d'un paysage, elle est assise et tient l'enfant ; une sainte leur présente une palme. Sur le premier plan, à gauche, sainte Catherine est assise à terre, tenant un livre et ayant derrière elle sa roue et près d'elle l'épée du martyre sur laquelle est écrit son nom. A droite, une troisième sainte, la Madeleine sans doute, également accroupie, tient un vase d'or ciselé. — Ce charmant tableau, l'un de nos préférés, plein de douceur, de naïveté et de précieuse finesse, n'a jamais été d'Albert Durer ; il est bien plus près de Van Eyck, et appartient bien plutôt à l'école de Bruges qu'à celle de Nuremberg. Les soins tout particuliers que M. A. Vautier a fait donner à ce tableau sont l'une des preuves les plus exquises de la délicatesse de goût de cet amateur, dont la collection, ouverte à toutes les curiosités et à tous les siècles, est bien plus abondante que le musée de Caen en peintures primitives.

Ce n'est point une ESQUISSE que le *Baptême de Jésus-Christ* par Lambert Zustris (98), mais un fort beau paysage dans la grande manière des Vénitiens. Ce tableau, signé sous les pieds du saint Jean du nom de *Lambertus de Amsterdam,* était fort considéré dans l'ancien cabinet du Roi. Avant que l'inventaire Bailly ne l'enregistrât comme placé « à Versailles dans le cabinet des tableaux, » Félibien, parlant des peintres qui avaient vécu du temps du Titien et qui avaient suivi sa manière, disait : « Pymandre m'ayant fait souvenir d'un beau paysage qui est présentement dans le cabinet du Roi, dans lequel est représenté saint Jean qui baptise notre Seigneur, je lui appris qu'il était de Lambert Zustrus Flamand, et l'un des élèves du Titien. » Florent Lecomte répète le même éloge, à peu près dans les mêmes termes, dans son *Cabinet des singularités d'architecture, peinture et sculpture.* Mais Lépicié, surtout, dans son *Catalogue raisonné des tableaux du Roi,* exerce fort longuement sur lui sa verbeuse critique : « Quoique ce tableau ne soit pas fort recommandable du côté de la composition et du dessin, il est cependant digne de l'attention des curieux pour la couleur argentine, la beauté des lointains et par l'art avec lequel Lambert Zustris, élève du Titien, a su exprimer la limpidité de l'eau. Il y a même du grand dans la figure du Père-Eternel. Ce peintre a choisi le moment où le Saint-Esprit, en forme de colombe, descend sur le Sauveur, et où le Père-Eternel fait entendre sa voix pour manifester la gloire de son fils. Cette voix du ciel semble donner le mouvement à toutes les figures ; les unes regardent en l'air avec admiration, et les autres, frappées d'étonnement, paraissent s'entretenir de ce miracle ; au centre du tableau, et tout à fait sur le devant, on voit saint Jean qui baptise J.-C. et deux anges qui tiennent ses vêtements.

« Je ne conçois pas le goût de Lambert Zustris, d'avoir placé sur une roche isolée une femme toute nue, exposée aux regards de la multitude : outre l'indécence de cette idée, par rapport à la sainteté du sujet, il serait difficile de trouver des raisons pour excuser une pareille faute de jugement ; d'autant plus que cette figure ne groupe avec rien, et qu'elle ne produit aucune liaison pour la distribution de la lumière.

« Si je critique cette idée, il faut en même temps rendre justice à une autre qui me paraît très-belle : on voit au bas du tableau un bas-relief représentant un pélican qui se perce la poitrine pour nourrir ses petits. Selon moi, cette allusion est fort ingénieuse

pour caractériser l'amour de Dieu envers les hommes. »
Ad. Siret donne pour la naissance de Lambert Zustris
ou Suster la date présumée de 1526, et le dit mort à
Munich, au service de la cour de Bavière, en 1600.

La *Femme âgée* (77), de Franc Flore, est un portrait superbe, et le *Saint Sébastien*, de Denis Calvaert (80), flamand de formes, mais attrayant par la
douce couleur lumineuse répandue sur le jeune saint
et sur les deux femmes qui l'assistent, est un précieux
échantillon de ce maître qui donna les premières
leçons à tous ceux qui illustrèrent par la suite l'atelier
des Carraches.

Je ne voudrais m'arrêter ni à la *Fête flamande*, de
Pierre Breughel (61), ni au Corneille de Harlem,
Vénus et Adonis (79); mais, en bonne conscience,
l'erreur est trop grosse, ou la complaisance trop singulière, d'attribuer à Pierre de Vos le *Daniel con-
fondant les prêtres de Bel* (76). En logeant ce tableau
au grenier, vous lui avez sans doute rendu justice,
quoique sa peinture désagréable ne soit pas d'ailleurs
malhabile; mais pourquoi maintenir au catalogue une
attribution des plus plaisantes? Pourquoi donner à un
maître de la première moitié du XVIe siècle ce qui
appartient à la fin du XVIIe ou plutôt encore à quelque Allemand du commencement du XVIIIe. Par derrière ce tableau se trouvent la marque ch. 4. et sur
son châssis un cachet d'évêque portant pour armoiries,
sur azur, un chien et un monstre difficile à reconnaître,
mais qui me paraît un poisson. Ces signes pourraient
servir, le hasard aidant, à retrouver l'histoire du
tableau et peut-être le nom de son auteur.

La nombreuse composition allégorique qui représente les *Esclaves des fureurs de l'Amour* (87) est
signée *Deo franco franck inventor f.* C'est un très-satis-
faisant morceau de cette adroite fabrique de la famille
Franck, qui a encore fourni au grenier du musée de
Caen le *Massacre des onze mille vierges* (88).

Arrivons au Roi Rubens, et à sa splendide peinture
de *Melchisedech offrant le pain et le vin à Abraham*
(81). Quoiqu'en dise l'inventaire des tableaux accordés
aux départements par le musée impérial, ce n'est
point là un tableau de l'école mais du maître lui-
même, et le catalogue de Caen a raison de le procla-
mer. Rubens a aimé ce sujet, et l'a traité plus d'une
fois. Dans le « Catalogue général des ouvrages connus
de Pierre-Paul Rubens, » qui fait suite à l'histoire
de sa vie et de ses ouvrages, par André Van Hasselt,
Bruxelles, 1840, on trouve déjà les quatre mentions
suivantes: « N° 46. *Melchisedech donnant du pain et du
vin à Abraham*; au musée de Hesse-Cassel; gravé par
Witdoueck et par Nerfs. -- 47. Même sujet; dans la collection du comte Grosvenor, en Angleterre. -- 48.
Même sujet; esquisse terminée; dans la collection de
la donairière lady Stuard, en Angleterre. -- 49. Même
sujet; dessin; provenait de la vente de Jabach, à
Cologne, et parut, en 1741, à la vente de M. Crozat. »
-- C'est ici le lieu de répéter sans commentaire la note
de l'inventaire central à propos du *Melchisedech* de
Caen : « Remis le 9 septembre 1815 aux commissaires
de Cassel et désigné *Distribution de pain à des soldats*. » -- Le musée de Caen n'en a pas moins son
Rubens, « une grande et superbe pièce, » comme disait
Michel dans sa *Vie de Rubens* : tant mieux si celui
de Hesse-Cassel en a un autre. La première gravure
qu'indique Van Hasselt est aussi brillante que le tableau. On lit au bas : « Melchisedech Rex Salem pro-
ferens panem et vinum; etc. » -- A gauche : *P. P.
Rubens pinxit. H. Witdouc sculp. A° 1638.* A droite :
*Cum privilegiis Regis Christianissimi , Principum
Belgarum et ord. Bataviæ.* L'estampe offre cette différence avec notre tableau , que derrière Abraham,
à droite , un page retient un cheval par la bride. Le
cheval et le page ne sont vus qu'à moitié, étant coupés
par la bordure. A gauche, derrière l'homme debout,
qui porte une corbeille sur son épaule, aucune figure
ne paraît, mais entre la tête de ce personnage et le
bord de la gravure, il y a un assez grand espace. Ces
quelques différences n'ont rien qui doive prévenir
contre le frais et éclatant tableau du musée de Caen.
Le dessin *capital* de la collection Crozat (n° 816 de
son catalogue, il fut vendu 165 livres 10 sous à He-
quet), avait servi, Mariette l'indique assez, à la gravure de Witdouc ; or, on sait que les maîtres, Rubens
comme Raphaël, n'ont jamais hésité à modifier, dans
les dessins qu'ils exécutaient ou qu'ils retouchaient
pour les graveurs, leurs élèves, les compositions
qu'ils avaient peintes et qu'ils voulaient répandre par
la gravure.

Quant au prétendu *portrait de Jacques Ier* (82),
j'éprouve, à vrai dire , les plus grands doutes et sur
le personnage représenté et sur celui qui l'a peint. Ce
n'est point avec ce pinceau craintif et un peu menu
que Rubens peignait un portrait de roi. J'aimerais
mieux voir là-dedans la manière de quelque Miereveldt.
Sans m'arrêter à l'*Assomption de la Vierge*, délicieux petit tableau , plein de fraîcheur et de verve
délicate , que je croirais plutôt, sauf preuve très-pos-
sible , être un pastiche qu'une copie d'après Rubens,
-- ni au *Samson et Dalila*, autrement que pour dire
que l'original de cette pitense copie fait partie de
la collection de Dusseldorf, si riche en Rubens, -- je
veux dire deux mots d'un bon tableau, honteusement
logé au grenier, et qui est d'un pinceau riche, harmonieux , vigoureux : « la *Vierge et l'enfant Jésus*,
de l'école de Rubens (86). » -- Cette *Vierge* a été
gravée, et par le même artiste qui a gravé le *Melchisedech*. On la trouve dans l'œuvre de Rubens avec
cette épigraphe : *Maria mater Dei , Regina cœli.* --
P. P. Rubens pinxit. -- *Jo. Witdouk sculp.* La pièce

est en ovale. Van Hasselt la mentionne dans son catalogue, n° 260. Je ne sais si mes souvenirs ne me trompent point sur cette peinture; mais celui qui pourrait copier l'œuvre du maître d'une touche aussi ferme devait être classé bien haut parmi ses élèves.

Le *Buste d'un mendiant* (97), bonne étude de Jordaens, le musée de Caen le doit aux pressantes instances de M. Elouis. J'en ai pour témoin la lettre piquante que cet excellent homme écrivait, le 26 octobre 1813, à Denon:

« Monsieur le baron,

« C'est avec bien du plaisir que j'ai appris, ces
« jours derniers, qu'enfin un mandat de la somme de
« 1,440 fr., que nous devions à l'administration du
« musée Napoléon, vous a été adressé ces jours passés.
« Je suppose qu'il vous est parvenu, et qu'il ne restera
« plus d'obstacles à l'envoi de nos tableaux, que je
« brûle de voir placés dans notre musée. Vous savez,
« M. le baron, qu'il n'est pas très-bien garni. Cette
« addition lui sera assurément beaucoup d'honneur.
« Oserai-je vous supplier de donner des ordres afin
« que ces tableaux nous parviennent au plus tôt.
« Oserai-je encore vous prier, M. le baron, d'ajouter
« à cet envoi un tableau ou une tête de Jordaens.
« Que je vous en aurais d'obligation pour ma part,
« et que j'en serais reconnaissant! Vous vous ressouve-
« nez, M. le baron, de ce que vous avez eu la bonté de
« me dire à ce sujet? Que nous avions besoin de
« quelque chose de la main de ce grand coloriste. Le
« mauvais temps que nous n'avons cessé d'avoir ici
« m'a empêché d'achever quelques dessins des anti-
« quités de notre ville et que je vous destine. Je
« prendrai la liberté de vous en adresser un pour le
« mois prochain, en réclamant toutefois votre indul-
« gence.

« Agréez, je vous prie, l'assurance du sincère et
« respectueux attachement avec lequel je suis, M. le
« baron, votre très-humble, très-obéissant et très-
« dévoué serviteur.   H. ELOUIS.

« M. Gounod vous porte quelques croquis de nos
« antiquités; il a été fouiller jusque dans les greniers,
« et s'est fait prendre pour un voleur par quelques
« bonnes femmes. »

Ce M. Gounod, qui venait croquer pour le directeur général du musée Napoléon nos antiquités bas-normandes, est le dessinateur qui a lithographié plus d'une planche pour le grand ouvrage de M. Denon, *Monuments des arts du dessin*. M. Gounaud, artiste aussi habile qu'insoucieux de gloire, s'est autant fait connaître par son goût éclairé d'amateur que par ses œuvres trop rares. Il avait laissé deux fils admirablement doués: l'un est mort, il y a deux ans, architecte déjà renommé; l'autre composa, l'hiver passé, la partition de *Sapho*, et je me souviens d'avoir vu, à Rome, dans sa chambre de la Villa Medici, des paysages qu'il s'essayait à peindre sous l'amicale direction de M. Ingres.

C'est une singulière énigme que celle du tableau que vous attribuez à Van Thulden (120) et qui représente la *Communion*, non pas *de saint Boniface*, mais de saint Bonaventure; la légende dit en effet que ce fut ce dernier saint auquel un ange donna un jour la communion, parce qu'il s'en était privé par un sentiment de crainte et de respect. Les experts ont affirmé que le grand tableau d'autel dont nous parlons était une copie d'après Vandyck, par Van Thulden. Je ne sais sur quelle autorité cette peinture, qui pourrait être pour les artistes de Caen d'une excellente étude, quoique d'un pinceau un peu pâteux, est dite de Van Thulden, plutôt que de Van Oost, plutôt que de Diepenbèke, plutôt que de Quellyn, plutôt que de Gaspard de Crayer, avec la couleur duquel ce tableau a les plus proches rapports. Ce qu'il y a de certain, c'est qu'il a été donné au musée de Caen, par le maître central, comme étant de Vandyck et comme provenant de Belgique; ce qu'il y a de certain, c'est que Vandyck a peint en effet cette composition de la *Communion de saint Bonaventure*, et que François Vandenwingaerde en a publié une très-belle estampe. Ce qu'il y a de certain, c'est que le tableau de Vandyck se trouvait encore à la fin du XVIIIe siècle sur l'autel, à droite, en entrant dans le chœur des Récollets, à Malines, et c'est-là qu'en 1763 Mansvert vit, et qu'en 1769 Descamps décrivit « ce tableau bien composé, d'une finesse extrême dans la couleur et bien dessiné. » — Enfin que conclure de ces deux faits: l'église des Récollets de Malines possédait trois tableaux de Vandyck, le *Saint Bonaventure*, un *Saint Antoine tenant une hostie*, et un magnifique *Crucifiement*; un seul, le dernier, est indiqué aujourd'hui par les guides de Belgique comme restant à Malines et décorant l'église cathédrale de saint Rombaut; du *Saint Bonaventure* plus de nouvelles; et voilà qu'un tout pareil *Saint Bonaventure*, apporté de Belgique par les conquêtes, se trouve au musée de Caen.

D'où donc est venue cette opinion que *la Vierge donnant une étole à saint Hubert* (106) était une copie d'après Vandyck? L'état de donation le disait bien sans doute, en avertissant que ce bon tableau provenait de Liége; mais cette même liste des concessions n'attribue-t-elle pas à un ancien maître français inconnu un *Portrait de sculpteur* venu de Belgique (116)? » — Or, quelqu'ancienne description de Liége vous révélera un jour que cette copie d'après Vandyck est une peinture originale de l'école de Rubens, et suivant toute probabilité, confirmera votre attribution à Erasme Quellyn; et quelque hasard aussi vous fera connaître le nom du peintre de votre magnifique *Portrait en pied d'artiste* et le nom de cet artiste lui-même. Ce portrait, admirable et digne de Vandyck, est aujourd'hui et depuis longtemps au greuier. Il m'a été dit que si toute la partie basse de la toile en est détruite, elle le doit à l'humidité qui ravageait certains coins du musée durant les premiers temps de son organisation. Figurez-vous une tête chauvissante et grisonnante, s'enlevant sur un rideau rouge ; la figure, les mains, surtout celle qui s'appuie sur une tête sculptée, près de laquelle sont posés des pinceaux, sont du pinceau le plus gras, le plus puissant et le plus riche. Au bas, à droite, se distinguent encore des livres et des fleurs. Ce portrait d'un peintre sculpteur, dont le type est plus espagnol que flamand, est à coup sûr un des plus beaux du musée ; quelque soit l'affreux état de dégradation de sa partie inférieure, il faut à tout prix qu'un tel tableau revive. Quant à son auteur, le chercher est plus facile que le dire. Rien de ressemblant à ce portrait ne se trouve dans les innombrables têtes d'artistes gravées par et d'après Vandyck ; rien ne se trouve dans le précieux recueil publié à Anvers, en 1649, par Jean Meyssens, sous le titre d'*Images de divers hommes d'esprit sublime*, etc. Mais peut-être, à force de chercher, en arriverait-on à placer sous la même rubrique de peinture la grande composition de l'*Etole de saint Hubert* et le *Portrait en pied du sculpteur*, et peut-être qu'en examinant bien les qualités de peinture, aussi énergiques, mais je crois moins délicates que celles de Vandyck, qui brillent dans ce portrait, arriverait-on à lui reconnaître une attribution point trop invraisemblable dans cette phrase de Descamps : « Comme il a réussi au portrait, Erasme Quellyn a, comme Vandyck, immortalisé son nom en peignant, par estime, la plupart des artistes de son temps. »

L'école de Rubens éclate et rayonne à Caen. L'un des tableaux les plus populaires du musée est l'*Intérieur d'une office* (91), de Sneyders. Un homme derrière une table de cuisine offre des fruits à deux perroquets ; sur la table un cygne, des paniers de fruits et de gibier ; c'est en effet une très-belle et très-éclatante peinture. — L'élève de Sneyders, Paul de Vos, a deux tableaux merveilleusement conservés et qui sont autant et plus énergiques que ne les aurait peints son maître sur de pareils sujets : une *Chasse aux ours* (108-109). — L'un des chefs-d'œuvre de la collection, un tableau de la plus grande beauté, est la *Poule avec ses poussins effrayés par un pigeon*, merveille signée d'Hondekoeter (94).

Les deux lettres F. V. qui n'ont pas été remarquées sur le tableau, délicieux de finesse et de vérité, attribué à Otho Marcellis (nᵒ 113), ne permettent pas de le laisser à ce maître. Je ne trouve, dans le *Dictionnaire des monogrammes* de Brulliot, aucune marque pareille ; mais dans les monogrammes composés d'un F et d'un V, le nom de Verendael seul s'accorde avec le genre et la date présumable de cette exquise peinture. Brulliot explique par *Verendael fecit* le monogramme compliqué qu'il cite, et où, dans une ligne ovale, l'F se dresse entre les deux bras du V. Le prénom de Verendael n'est pas encore avéré, et si Brulliot et Nagler l'ont appelé Nicolas, c'est en interprétant à faux l'N signifiant inconnu, que Descamps avait mis devant son nom suivant l'habitude des biographes du temps, et qu'il avait pris soin d'ailleurs d'imprimer en caractère romain, tout en imprimant le nom de Verendael en caractères italiques. Le monogramme du tableau de Caen ne ferait que confirmer la marque donnée par Brulliot, et assignerait au peintre de fleurs Anversois un prénom commençant par un F. — Le tableau de fleurs (nᵒ 141) n'est en bonne conscience guère digne d'un artiste si renommé, et je le croirais plus moderne.

Enfin, pour ne plus revenir sur les tableaux d'animaux ou de nature morte attribués aux Flamands par le catalogue, je dirai que cette *Table de cuisine* (142), sur laquelle sont entassés gigot, foie, choux et botte de salsifis, m'a paru, dans les hauteurs où on l'a placée, être du Chardin tout pur et du meilleur. Si j'ai mal vu, tant pis pour le musée, tant mieux pour le bon goût du conservateur.

Je ne veux plus parler de l'école ou de l'influence de Rubens que pour citer le bon paysage de Van Artois (114) ; la guirlande de Seghers qui entoure la Vierge attribuée à Van Ouk (96) ; et les beaux terrains du grand paysage de Momper, sur le premier plan duquel, à droite, se voient J.-C., les apôtres et la Chananéenne (92). Ce tableau, qui rappelle ceux de J. Fouquières, montre quel était le goût des paysagistes flamands contemporains de Rubens et indépendants de lui.

Des trois Philippe de Champaigne donnés par le musée central, le plus important, comme dimension et comme histoire, est le *Vœu de Louis XIII*, le plus beau comme peinture est *la Samaritaine*. — Le *Vœu de Louis XIII* est un vrai tableau national, un tableau historique à tous les titres. On le trouve ainsi mentionné dans la *Description historique des curiosités de l'Eglise de Paris*, par M. C. P. G. (Gueffier). *Paris*, 1763. « En tournant dans la croisée, du côté de l'archevêché, vis-à-vis de la chapelle de la Vierge, le Vœu de Louis XIII, représenté par une Notre-Dame-de-Pitié : on voit la Vierge au pied de la croix et le corps mort de son fils étendu devant elle : le Roi est à genoux, vêtu de ses habits royaux, et présente sa couronne à la Vierge, pour marquer qu'il met sa personne et son royaume sous sa protection, peint en 1638 par Philippe Champagne. » Piganiol et Felibien disent que ce tableau fut exécuté, en 1634, par ordre de Louis XIII, qui le fit faire après la déclaration de la guerre. D'Argenville et Descamps ont dit de leur côté que ce tableau avait été commandé pour Notre-Dame de Paris, afin d'acquitter un vœu que le Roi avait fait dans la grande maladie qu'il eut à Lyon en 1630. — La figure du Roi, peinte sans doute d'après nature, est très-belle et très-noble. La cathédrale de Paris, pour reconquérir un pareil tableau, devrait offrir en échange au musée de Caen, non pas une, mais plusieurs des plus excellentes peintures dont elle est riche.

Le charmant tableau (104) représentant, en figures de demi-nature, Jésus-Christ conversant avec la Samaritaine, est toujours froid d'expression, mais du plus beau pinceau de Champagne. La gravure qu'en fit Edelinck, et qui fut publiée par N. Pitau, en 1670, est d'une forme carrée, et le tableau de forme arrondie. Toutes les figures des compositions de Champaigne sont, à en croire les on dit, des portraits de la famille Arnauld. Pour moi, je n'accepte point cette espèce de proverbe. Champaigne, peintre peu idéaliste et attiré violemment vers la nature par son génie de portraitiste, a donné à toutes ses figures un tel accent de réalité qu'on y croit toujours voir des portraits. Ce n'en sont point cependant, et Philippe de Champaigne était d'une piété trop austère, en même temps que son amitié pour l'illustre janséniste était trop grave, pour que l'un et l'autre se fussent prêtés à une apothéose même dissimulée, qui eût fait scandale dans le monde chatouilleux de leur temps. On eût eu autant et plus de raison en reconnaissant à la Samaritaine les royales mains d'Anne d'Autriche, que Champaigne ajusta, sans s'en douter, à toutes ses vierges et à toutes ses saintes. D'où provenait ce merveilleux tableau? Dans le catalogue précieux des tableaux recueillis par Alexandre Lenoir dans les églises de Paris, dès les premiers jours de la révolution, catalogue adressé au comité d'instruction publique le 11 vendémiaire an III, et publié en 1845 par le comité historique des arts et monuments, entre les quatre-vingts toiles de Ph. de Champaigne, celle qui nous occupe se trouve désignée par la plus vague des mentions : « La Samaritaine, la Conversion d'Augustin, petits tableaux provenant de la commission des monuments. » — Et notre embarras n'est pas moins grand quand nous cherchons dans le même catalogue d'Alexandre Lenoir la provenance du troisième Champaigne concédé par le musée central, l'Annonciation, destinée d'abord au musée de Strasbourg et envoyée à Caen à la place d'un portrait d'homme en cuirasse, de Largillière.

Ce n'est pas une seule Annonciation qu'a recueilli Lenoir dans les églises de Paris; c'est entre sept qu'il faut choisir, sans compter celles qui se trouvent nécessairement faire partie des deux séries de tableaux cités par lui et représentant des sujets de la vie de la Vierge. Une Annonciation, « l'un des plus beaux tableaux de ce maître, » provenait de Saint-Louis-la-Culture; une seconde, de l'oratoire Saint-Honoré (celle-ci était petite et par conséquent n'était point la nôtre, dont les proportions dépassent celles de nature); une troisième, des Nouvelles-Catholiques; une quatrième, de Port-Royal; la cinquième, de Notre-Dame; la sixième, de la Ville-l'Évêque; une septième enfin provenait de l'Ave-Maria et avait été remise pour le muséum au Louvre. Ce muséum plus tard donna quatre Annonciations ou Salutations angéliques à divers musées de province, provenant toutes des églises de Paris et presque toutes de même dimension. Le moyen de rien démêler de précis dans cette confusion? — Poilly, Morin et A. Bosse ont d'ailleurs gravé pour l'office de la Vierge une Salutation angélique d'après Champaigne, dont la disposition rappelle assez fidèlement le grand tableau de Caen.

Le catalogue du musée de Caen attribue encore à Philippe de Champaigne un Voile de sainte Véronique (105), froidement peint, mais qui peut être du maître, d'après lequel Nicolas de Platemontagne, J. Alix, N. Poilly et Morin ont gravé quatre saintes-faces. Celle des quatre estampes qui, si nos souvenirs ne nous trahissent point, rappellerait le plus près la peinture de Caen, est celle gravée par J. Alix. — Enfin, au neveu et élève de Philippe, à Jean-Baptiste de Champaigne, est attribué un excellent portrait du cardinal de Richelieu, bien plutôt digne de Philippe que de Jean-Baptiste, quoique plus noir et plus sec que le magnifique Richelieu du Louvre. Celui de Caen est assis, vu en grand buste, et tient une plume de la main droite. Il y a d'ailleurs une excellente raison pour que ce portrait (en tant que vous le considériez comme original, et il en a bien l'air) ne puisse pas être de Jean-Baptiste de Champaigne, c'est que ce peintre n'avait que neuf ans quand mourut le cardinal, et n'arriva à Paris que l'année suivante. S'il fallait même en croire le catalogue, Jean-Baptiste n'était pas né quand mourut Richelieu, et vous avez suivi à tort la date donnée par les pires historiens. Le neveu de Philippe de Champaigne n'était né ni en 1643, comme vous le dites, ni en 1645, comme le dit Siret; Felibien, qui avait pratiqué toute cette famille et auquel nous devons la meilleure biographie qui existe de Philippe de Champaigne, raconte en termes précis que « pour adoucir sa douleur de la perte qu'il venait de faire de son fils unique, il pria son frère aîné de lui envoyer un de ses fils. Le plus jeune, âgé seulement de six ans, nommé Jean-Baptiste, arriva à Paris en 1643, le jour que Monseigneur le Dauphin fut proclamé Roi, après la mort du Roi Louis XIII, son père. »

Le musée central avait été prodigue de grandes toiles flamandes en faveur du musée de Caen. Outre toutes celles de Rubens et de son école, puis de celles de Champaigne, que nous avons déjà énumérées, il faut citer l'importante et ferme peinture de l'*Adoration des Bergers*, par Flémaël, et l'*Extase de saint Augustin*, par Gérard Lairesse. -- Bertholet Flémaël ou Flemalle a beaucoup peint en France, et cette particularité, comme la nature de son talent et de ses études, étrangères au mouvement de Rubens, le rapprochent immédiatement de Ph. de Champaigne. -- En ouvrant l'*Abrégé de la vie des plus fameux peintres* de d'Argenville, l'auteur du catalogue de Caen eût trouvé que dans Liége, sa ville natale, Flémaël avait peint, « pour les capucins du faubourg Sainte-Margerite, la *Naissance du Sauveur adoré par les bergers*; et un autre tableau pour les dames de la Conception, qui représente une *Adoration des Bergers*, où sont tous les portraits de la famille Buibach. » -- Nous ne doutons pas que l'*Adoration* du musée de Caen (117) ne soit le tableau peint par Flémaël pour les capucins de Liége, puisque c'est de cette ville que le rapportèrent les conquêtes françaises.

Quant à cette noble figure assise dans un jardin royal, et qui représente *la Conversion de saint Augustin* (124), par Gérard Lairesse, autre Liégeois, élève de Flémaël, le même d'Argenville eût appris au catalogue qu'à Liége, d'où cette toile est venue, par le même convoi, on trouvait, en 1762, dans l'église de Ste-Ursule, la *Pénitence de saint Augustin* et son *Baptême*, grands comme nature. » Inutile de dire que Descamps avait signalé les tableaux de Bertholet Flémaël et de Gérard Lairesse à peu près dans les mêmes termes et juste dans les mêmes emplacements.

Le Louvre ni Versailles n'ont point gardé de plus beaux Vandermeulen que les deux *Passages du Rhin* du musée de Caen (121-122). On en connaît les compositions qui ont été gravées; mais comme paysages, ceux-ci sont des plus fins de ton du maître, et des plus piquants comme portraits de personnages.

Le mauvais petit tableau, plein de détails, d'*Enée instruit de l'assassinat de Polydore* (132), par A. Janssens, cherche tant qu'il peut le Poussin et en approche moins encore que Lairesse.

Le petit panneau de la *Nativité* (139), attribué à Ferg, ne me parait pas du XVIII, mais du commencement du XVII siècle, et non d'un Autrichien, mais d'un Flamand.

Qu'est-ce que Moyrat, auteur de la *Continence de Scipion* (n° 100), relégué à tort au magasin? Ce n'est point Moyrat qui a signé ce tableau; c'est Moyaert, Claas Moyaert, et qui l'a daté de l'année 1643. Or,

Moyaert est connu des biographes; il était dessinateur, peintre et graveur, et travaillait à Amsterdam dans la première moitié du XVII siècle; il a peint des sujets d'histoire sacrée et profane, des bacchanales, des animaux; enfin, pour nous Français, il est intéressant par les compositions gravées d'après ses dessins et représentant « les honneurs rendus à Marie de Médicis à Amsterdam, 1638. » -- Il fut le maître de N. Berghem, de J. Van der Does, de S. Koningk et de J.-B. Weenix.

Le nom de Moyaert était décidément bien peu familier au catalogue, puisqu'ayant une autre fois à l'écrire comme maître de Salomon Coning ou Koningk, il l'imprime *Mogaert*. Le *Portrait d'un médecin à son bureau* (107), par Coning, était une excellente peinture, aujourd'hui un peu fruste et dont les glacis sont déjà à demi partis. -- Rappelons, dans cet alinéa, consacré aux portraitistes hollandais, l'admirable et éclatant *Portrait de femme*, de Vander Helst (115). -- Trois portraits ou études des élèves de Rembrandt représentent assez bien le maître dans le musée de Caen. L'un est le *Portrait d'un magistrat* (101) ou d'un docteur, acheté à la vente Godefroy et signé F. BOL. F.; un second est la *Tête de guerrier* (147), attribuée, je ne sais à quel propos, à l'école de Kneller, avec les portraits duquel il n'a aucune espèce de rapport; enfin et surtout la buste de femme dite l'*Ecaillère* (123), par J. Victoor, très-vigoureux de lumière et d'effet, et d'une très-belle pâte. -- Je ne sais que dire de la *Tête de vieillard* (135); qui vous a été donnée comme de Denner, si ce n'est en vérité que cela est bien insignifiant de peinture; et pour la *Tête d'Atropos* qui lui faisait pendant, elle est au grenier, et elle y est bien.

Passons maintenant, s'il vous plait, par les peintres de perspective et de lumière renfermée, pour arriver aux peintres de paysages, de soleil et d'espace.

Nous accepterons volontiers que le petit tableau de la *Prison de saint Pierre*, que ces belles voûtes souterraines gardées par trois hommes d'armes en costume du temps du peintre, est un joli morceau d'Henri Steenwick, mais non pas du père, que le catalogue dit lui-même mort en 1603, -- Descamps dit en 1604; si le catalogue avait recueilli la date de 1617, très-lisiblement tracée sur cette peinture, il l'eût attribuée avec vraisemblance à Henri Steenwick, le fils, heureux continuateur de la manière de son père, et que Van Dyck fit connaître et employa en Angleterre. L'*Intérieur d'église* (93), très-effacé d'ailleurs, non, assurément, n'est pas de Peter Neefs le père; -- et le *Moïse exposé* (146), d'un artiste inconnu, est un paysage orné d'architecture et d'une architecture qui me semble française et me rappelle fort celle de Fontainebleau. A droite, un homme expose l'enfant sur une rivière ou plutôt sur un canal qui coule à droite le long du jardin. L'artiste qui a peint cela n'a pas vécu loin de Patel et de Mauperché.

Le *Paysage montagneux* (n° 95), sur le premier plan duquel se voient « divers groupes de bergers se livrant à des plaisirs champêtres, » n'est pas plus de Daniel Verthanghen que les figures n'en sont de son maître Corneill Poelenburg. L'examen du monogramme composé d'un V, d'un D et d'un L, dont ce tableau est marqué, eût dû suffire pour le faire reconnaître comme étant, figures et paysage, de Jean Van der Lys, « peintre d'histoire et de paysage, né à Breda en 1600 (et mort à Rotterdam en 1657), qui sut s'approprier la manière de Corneille Poelenbourg, son maître, à un tel point que les connaisseurs eux-mêmes confondent souvent leurs ouvrages. » — Fr. Brulliot, au *Dictionnaire des monogrammes*, duquel nous empruntons ces lignes (tome 1er, n° 1640), donne exactement la marque qui se trouve sur le paysage du musée de Caen et dit l'avoir trouvée sur des tableaux de ce maître. Il cite encore deux autres monogrammes dont Van der Lys marquait ses peintures et ses dessins. — Siret, *Dictionnaire historique des peintres*, cite plusieurs de ses tableaux conservés dans les principaux musées d'Allemagne.

Il n'était pas inutile d'indiquer que le bon paysage de Salomon Ruysdael (118), peint plutôt dans le ton de Van Goyen que dans celui de son frère, était signé à droite, et daté de l'année 1664. La description qu'en donne le catalogue ne serait peut-être pas suffisante pour le caractériser ; il eût mieux fait de dire, ce me semble, que les deux coches cheminaient sur une route, entre un village à gauche et une ferme à droite, auprès de laquelle se tiennent, sur le premier plan, quelques vaches, des cochons, des moutons et une chèvre. — Le musée de Caen a acquis à la vente Godefroy un autre paysage (119) attribué au même maître, et qui pour moi n'est pas incontestable. — Le paysage de Michau (148), acheté à cette même vente, est joli et fin de ton. — Rien à dire du Droogsloot (126), des Bout et Baudewyns (137-138). — C'est un joli paysage que celui de Begyn, représentant un homme et une femme à cheval, traversant une grotte ; sur la hauteur, vers la gauche, un pâtre garde son troupeau ; le petit fond qu'on aperçoit par l'entrée de la grotte est d'une ravissante finesse. — L'Isaac Moucheron (134) est une méchante et sèche imitation d'Orizzonte. — Et quant aux Orizzonte, deux sont bons et vrais (130-131) ; les deux tableaux de chasse ovales qui les précèdent dans le catalogue (128-129) me semblent fort douteux. Les costumes de chasseurs de ces deux paysages placent la date de leur exécution vers 16-5. Van Bloemen aurait été bien jeune. Les deux tableaux ne seraient-ils pas de quelqu'un de ces paysagistes français qui s'attachèrent de bonne heure à imiter le Poussin, ainsi que cela se voit par les volets peints dont les Chartreux firent recouvrir les tableaux de Lesueur ; et s'il fallait songer à quelque compatriote de Van Bloemen, peut-être faudrait-il jeter l'attribution sur quelque Francisque Milé ou quelque Genoëls.

Normands.

Si nous faisons, dans cette étude sur le musée de Caen, une catégorie particulière des peintres normands, en les isolant des autres artistes français, c'est que nous sommes poursuivi par une vieille et étroite idée qui nous a toujours fait désirer que cette distinction eût lieu dans tous les catalogues des musées de province, et jusque dans l'arrangement des tableaux même de ces musées. Nous répétons chaque jour ce vœu, que l'ensemble des catalogues de province puisse former dans l'avenir non-seulement les matériaux de l'histoire, mais l'histoire même des arts en France; et comment arriver à ce but, si chaque musée provincial ne s'occupe pas avec plus de passion et pour bien dire, hors ligne, de ses artistes locaux? Beaucoup d'artistes qu'on trouve là ne se représenteront dans aucune autre collection publique; et dans aucune autre ville on ne trouvera à recueillir d'aussi exacts documents ni d'aussi précieuses traditions que dans celle où le peintre prit naissance. Enfin les artistes d'une même province, malgré la divergence de leurs tempéraments, ont entre eux, par l'influence du terroir et du climat natal, un lien, une concordance mystérieuse, je ne sais quel caractère commun qui se comprend mieux dans leur patrie, et qui se reconnaît et se définit mieux par le rapprochement de leurs œuvres.

La plus ancienne peinture normande que possède le musée de Caen est le *Portrait en pied de Guillaume-le-Conquérant;* point trop ancienne cependant, car elle ne remonte pas au-delà du temps de Louis XII. C'est à coup sûr une figure de fantaisie, qui n'a rien de plus authentique que le portrait qui lui fait pendant et qui est celui de la reine Mathilde, peint au commencement du XVIIe siècle. Il fallait que l'Abbaye-aux-Hommes fît grand bruit de ces deux grandes peintures notoirement apocryphes, et que la critique d'art fût bien peu avancée il y a cent ans, pour qu'un bénédictin, qui n'a pour excuse d'une aussi étrange légèreté que d'avoir écrit *Manon Lescaut,* l'abbé Prévôt, ait fait graver par Schmidt ce portrait de Guillaume, pour le placer en tête de son histoire de l'illustre conquérant de l'Angleterre.

Je me défiais fort, et j'avais raison, de cette attribution vague à l'école de Vignon, de certain tableau représentant l'*Entrée de Louis XIII à Caen,* ou, à plus proprement parler, de la soumission de Caen à Louis XIII. J'ai eu le bonheur de voir dans l'atelier de M. Julien le lambeau de toile ovale qui est le tableau ci-dessus désigné. — Louis XIII est assis à droite, sur un trône placé sous un dais; à sa droite se tiennent les seigneurs de sa cour; à gauche, sur le premier plan, se voient à genoux et debout les bourgeois présentant au Roi les clefs de la ville. On voit, au fond, la ville de Caen avec toutes les flèches de ses clochers. Les treize portraits dont se compose ce curieux tableau sont peints très-naïvement, attentivement, et du mieux de l'artiste provincial. L'exécution d'ailleurs en est pâteuse et empreinte de cette pâleur caractéristique de la peinture française. La portraiture est grossière et maladroite, mais vraie. Les détails de dentelles sont très-finis, tandis que les figures sont lourdes et épaisses. Cette curieuse toile, tristement dégradée par le temps et l'abandon, est fort intéressante pour la municipalité de Caen, et mérite ses soins les plus empressés. Elle demande à être remise sur toile le plus tôt que faire se pourra, car chaque jour doit voir tomber l'une de ses écailles. Enfin il faudra la restaurer avec beaucoup de respect, et lui assurer une place désormais saine, honorable et fixe dans l'une des salles publiques de l'Hôtel-de-Ville. Quant à dire le nom de l'artiste caennais qui a peint cette page d'histoire, bien hardi qui le prétendrait. Il nous suffira à nous de dire que rien, en tous cas, ne ressemble moins aux Vignon; cela rappellerait davantage l'influence des Quesnel et des Dumonstier. Quel peintre connaissons-nous à Caen en 1620? Georges de la Chapelle était sans doute encore à l'école, et Jean de Cayé, ou de Cayer, fils d'une tapissière de Caen, lequel avait fait, en 1605, à Aix, le portrait du fils de Malherbe, n'était sans doute pas revenu s'établir dans le pays de sa mère, s'il faut lui attribuer au moins quelques portraits exécutés certainement à Paris, sous Louis XIII, par un peintre du même nom; nous ne citerons ici pour exemple que le portrait dit de la duchesse de Nemours, qui faisait partie de la collection du général Despinoy et qui était signé par derrière du nom de *Ducayer* et daté de 1639; bonne peinture dans le genre de Damoustier et qui fut adjugée pour la petite somme de 55 fr.

J'ai omis à dessein de parler, à l'article des Franck, de deux curieuses peintures sur vélin, qui se font pendant, et qui leur ont été bien à tort attribuées: l'*Adoration des Bergers* (89), et le *Concert céleste* (90). Ce ne sont point là des tableaux flamands de la fabrique des Franck; ils sont français et de l'école de Caen. Je crois me souvenir qu'il m'a été dit qu'ils provenaient de l'Abbaye-aux-Dames, et qu'ils n'étaient pas les seuls de cette espèce. La composition complexe et mystique de ces singulières petites peintures religieuses, les armoiries dont elles sont marquées (l'une entr'autres porte l'écusson de la maison de Guerville, qui lui est commun avec le tableau de La Champagne-LaFaye dont je vais parler plus loin), les figurines de donatrices dont elles sont signées, tout leur donne pour moi une origine provinciale, et leur série me fait penser à la suite si précieuse des tableaux du Puy-N.-D. d'Amiens. Peut-être pourrait-on supposer qu'il a été un moment d'usage et de mode, parmi les dames de l'abbaye de Caen, de faire exécuter, à l'occasion de leur nomination à quelque titre supérieur dans le gouvernement de la maison, une peinture de cette taille et de cette sorte en l'honneur de la Vierge. Il y a là, ce me semble, un petit problème historique à résoudre, et pour lequel nous devons tout d'abord faire appel à l'érudition locale si sûre, si perspicace et si délicate en trouvailles, de M. G. Mancel. Quelle joie ce nous serait à tous, s'il allait découvrir que Georges de la Chapelle a mis la main à ces intéressants tableautins; pour ma part je n'en serais pas bien étonné, car d'abord cela est de sa force et de son temps, et s'il n'a pas fait cela, qu'a-t-il donc fait dans la ville de Caen?

Les tableaux du Poussin sont rares en province, même dans la nôtre qui s'enorgueillit d'avoir donné à la France ce sublime peintre, le plus glorieux de ses artistes. La munificence impériale ou consulaire ne les avait pas prodigués: je croirais même celui de Caen le seul vrai Poussin concédé par l'administration du Louvre aux musées départementaux. Rouen avait reçu un *Saint Denis* qui n'était pas incontestable à ce qu'il paraît, puisque le catalogue de cette ville l'a depuis longtemps rayé, et que le musée de Rouen l'a de vieille date déjà mis au magasin. Les Andelys (on leur devait bien cela) avaient été généreusement gratifiés de l'admirable *Coriolan*, un tableau de la plus grande force du Poussin. La *Mort d'Adonis* (156), concédée par le musée central en 1804, et qui avait fait antérieurement partie de l'ancienne collection du Roi, est au contraire un charmant tableau de la jeunesse de Nicolas Poussin, du même temps que le tableau de *Mars et Rhea Sylvia*. Il faudrait peut-être même voir en lui un souvenir peint du poème d'*Adonis* de son premier prôneur, le cavalier Marini. Il a poussé au noir et au roux, mais ce n'est point une esquisse, quoi qu'en dise le catalogue. Il est juste au point, comme exécution, de tous les tableaux du Poussin. Le peintre a traduit avec une simplicité charmante la fraîche poésie d'Ovide: « à peine, du haut des cieux, l'a-t-elle vu sans vie et baigné dans son sang, qu'elle se précipite sur la terre, déchire sa peau, arrache ses cheveux et se meurtrit le sein par d'indignes blessures... Elle verse du nectar dans le sang d'Adonis... De ce sang, rouge comme la pourpre, naît une fleur qui en a tout l'éclat; elle ressemble à celle du pommier punique dont la tendre écorce recouvre mille graines; mais cette fleur est éphémère: attachée à sa tige par de faibles liens, ses feuilles légères tombent sous le souffle des mêmes vents qui lui donnent son nom. » — Adonis, tué par le sanglier, est étendu sur le premier plan; Vénus agenouillée auprès de lui répand sur sa tête la liqueur divine qui fait éclore la fleur de la métamorphose. A droite se tiennent deux petits amours, dont l'un pleure, dont l'autre regarde pousser les fleurs miraculeuses. Vers la gauche se voit le char de la déesse sur lequel sont posées isolés les deux colombes qui le traînent. Au second plan, à gauche de ce char, « on aperçoit le fleuve dont les eaux servirent à laver la plaie de l'amant de Vénus. » Comme fond, l'un de ces beaux ciels à soleil couchant sur lesquels se silhouettent si poétiquement les terrains et les arbres. Ce charmant tableau, qui est l'un des plus intéressants du musée de Caen, a été gravé par Laquoy sur un dessin de Fragonard fils. Notre compatriote Landon l'a omis, je ne sais comment, dans son œuvre du Poussin gravée au trait, et c'est sans doute parce que son envoi à Caen avait détourné les recherches, qu'il a été oublié de même dans le catalogue des tableaux du Poussin, qui suit les mémoires sur sa vie, par Maria Graham. Il était de vieille date cependant dans la collection de nos Rois. *L'inventaire général des tableaux du Roy, fait en 1709 et 1710, par le sieur Bailly, garde desdits tableaux*, désigne avec soin le tableau du Poussin, la *Mort d'Adonis*. Il se trouvait alors à Chaville. Soixante-quinze ans plus tard, « la *Mort d'Adonis*, peinte sur toile par Poussin, -- haut. 19 pouces, larg. 4 pieds » (les mesures de cet inventaire et celles de 1710 sont parfaitement concordantes), -- décorait le dessus de cheminée, au-dessus de la glace, dans la première pièce de l'appartement de M. le directeur général à Versailles. Voir « l'inventaire des tableaux du cabinet du Roi, placé à la surintendance des bâtiments de sa Majesté à Versailles, fait en l'année 1784 par l'ordre de M. le comte de la Billardrie d'Angiviller, — sous la garde du sieur Louis-Jacques Du Rameau, peintre ordinaire du Roi et professeur en son Académie royale de peinture et sculpture. »

J. Boydell a publié en 1766 une gravure de R. Earlom, d'après un tableau charmant, de la collection de Reynolds, représentant Adonis endormi sur le sein de Vénus. Quoique les proportions indiquées de ce tableau ne soient point tout à fait celles de la *Mort d'Adonis* du musée de Caen, la composition que possédait Reynolds n'en a pas moins été évidemment peinte par Poussin comme le pendant de celle de Caen, et on y trouverait de même l'inspiration, j'en suis convaincu, dans le poëme du cavalier Marin. Même simplicité de paysage, même vieux fleuve, mêmes amours, même petit char sur lequel sont posées les colombes rapprochées. — Les dessins de ces deux tableaux ont dû éclore le même soir sous la jeune plume de Nicolas Poussin.

Dans mon premier volume de *Recherches sur les peintres provinciaux*, j'ai indiqué deux tableaux de saint Vivien à Rouen, qui portent la signature : *La Champagne-LaFaye de Caen pinxit*. L'un représente la *Descente de l'Esprit-Saint sur les apôtres*, l'autre le *Nunc dimittis*. Ces deux tableaux nous font connaître la patrie de La Champagne, que celui du musée de Caen ne nous aurait point révélée. Mais à quoi bon, dans la ville de Caen, prendre un titre qu'aucun de ses concitoyens n'ignorait? Le prétendu *Martyre de saint André* (199) est signé *La Champagne-LaFaye pinxit*. A côté de la signature est peint l'écusson de la famille de Guerville, qui est de gueules à trois boucles d'or, 2 et 1. Il est à noter que les mêmes armoiries (elles ont été relevées et dessinées par nos amis Raymond Bordeaux et Georges Bouet dans leurs *Études héraldiques sur les anciens monuments religieux et civils de la ville de Caen*) se retrouvent sur l'un des curieux petits tableaux sur vélin attribués faussement à l'un des Franck (89-90), et qui sont, j'en suis convaincu, aussi caennais d'origine que La Champagne-LaFaye lui-même. — Le *Martyre de saint André* est, comme le dit le catalogue, une copie d'après Vouet, une fort bonne copie même, quoique moins lourde comme les peintures de La Champagne à Rouen. La fidélité et l'intelligence spéciale avec lesquelles La Champagne a traduit le tableau de Vouet n'indiqueraient-elles pas en lui un élève de la nombreuse école de ce maître? Le tableau de Simon Vouet, peint pour le maître-autel de l'église Saint-Eustache de Paris, fut gravé en 1638 par Michel Dorigny. L'estampe porte pour épigraphe : *Transicimus per aquam, nunc*

transimus per ignem, et tu Domine deduces nos in refrigerium. On reconnaît à ces mots, en même temps qu'à la composition, que la toile du maître-autel de Saint-Eustache ne représentait point le martyre de saint André, mais celui du patron de l'église, au moment où le saint fait sa dernière profession de foi; on voit au second plan le taureau d'airain dans lequel l'empereur Adrien fit enfermer saint Eustache et les compagnons de son martyre pour y périr dans les horribles tourments du feu.

Le catalogue de 1851 a bien fait de restituer à François Jouvenet ce que celui de 1837 donnait à tort à Jean Jouvenet. On a souvent bien mal entendu les intérêts de certains tableaux : ils sont l'œuvre remarquable et facilement avérable d'un peintre inconnu; on aime mieux les donner comme œuvre incertaine d'un maître célèbre. On ne tient aucun compte alors, dans cette préoccupation aveugle, même des signatures. — A Rouen on avait un *Portrait de M. de Seraucourt*, chanoine de la cathédrale de Rouen, excellente peinture, calme et d'une transparence pâle, du grand Jouvenet : l'expert ne croit pas, malgré la signature à grandes lettres si connues de Jean Jouvenet, la lui devoir attribuer; il la met sur le compte de son frère François Jouvenet, qui, du vivant même de Jean, eut la réputation d'un bon portraitiste. — A Caen, c'est l'inverse : le *Portrait d'un moine dominicain*, tenant dans ses mains le plan d'architecture d'un pont, est signé *Jouvenet* en petits caractères menus, comme si les deux frères avaient voulu mesurer la taille de leur signature à leur âge et à leur renommée : le pinceau y est moins osé, quoique ferme, la touche moins large et moins moelleuse; c'est, par mille raisons, un bon et curieux portrait de la main de François Jouvenet, dont, après tout, on connaît peu de portraits certains, et voilà qu'on le donnait à Jean; mais mais, le catalogue nouveau s'est parfaitement ravisé. — Puisqu'on effaçait une erreur, il ne coûtait pas plus d'en effacer deux; puisqu'on corrigeait le nom du peintre, que ne corrigeait-on aussi le nom du personnage représenté? la chose en valait bien la peine.

Ce personnage est un religieux en habit de dominicain; il est tourné presque de face, montrant à droite le plan du Pont-Royal; ses yeux sont un peu tournés vers la gauche. Evidemment le nom de ce moine architecte avait été révélé au rédacteur du catalogue avant la première édition, seulement il avait mal entendu, et de là la méprise la plus singulière. Comment vouliez-vous que cette robe revêtît Romain de Hooghe, le charmant dessinateur et graveur des vignettes grivoises qui illustrent les éditions hollandaises si recherchées de nos vieux conteurs, de la Reine de Navarre et de Lafontaine? Sans doute cet architecte était bien aussi quelque peu Flamand des bords de l'Escaut. Voici d'ailleurs comment un hasard de voyage me fit

reconnaître le personnage du portrait de Fr Jouvenet.
Passant par Gand et visitant le musée, je fus arrêté
court par le fantôme du portrait de Caen, depuis
longtemps fixé dans ma mémoire : je lus au n° 44 du
catalogue : « Portrait de François Romain, frère dominicain, architecte célèbre, constructeur du Pont-
Royal à Paris, dont il tient le plan en main. Il mourut
à Paris. On lit sur son épitaphe : *Frater Franciscus
Romain Gandavus, natus* 1646, *obiit Parisiis* 7 *januarii* 1735. »

Le pont de bois construit sur la Seine en 1632, entre
la rue de Beaune et les Tuileries, ayant été emporté
par le dégel de l'année 1684, « Louis XIV, raconte
Hurtaut (*Dictionnaire historique de la ville de Paris*),
donna ses ordres pour qu'on en bâtit un de pierre à
ses dépens et digne de la magnificence de son règne.
Sa majesté ayant été informée de l'extrême difficulté
qu'il y avait de construire un pont de pierre en cet
endroit, à cause de la rapidité de la rivière, qui, étant
ici plus resserrée en son lit et plus profonde qu'ailleurs , y coule avec plus de violence; et étant aussi
informée de la capacité du frère François Romain,
religieux convers de l'ordre de Saint-Dominique, qui
venait de mettre la dernière main à la première arche
du pont de Maestricht, et avait par là mérité une gra-
tification considérable des États de Hollande, elle donna
ses ordres pour le faire venir en France. Il arriva à
Paris au mois de janvier 1685, et après avoir examiné
les difficultés qui s'opposaient à la construction de
ce pont, et en avoir conféré avec Jules Hardouin Man-
sart, alors premier architecte du Roi , et avec Gabriel,
architecte et entrepreneur de tout l'ouvrage, le frère
Romain entreprit la construction de ce pont et le
conduisit à la perfection où nous le voyons. [Ce pont
est soutenu, dit d'Argenville, *Voyage pittoresque de
Paris*, de quatre piles et de deux culées qui forment
cinq arches, dont les cintres d'un trait hardi et cor-
rect sont d'une grande beauté. Gabriel , le père , avait
entrepris ce pont, et il y avait déjà plusieurs piles hors
de l'eau, lorsqu'à une pile du côté du faubourg St-
Germain on ne put étancher les sources; alors le frère
Romain fut appelé au secours, et il eut la gloire d'a-
chever le reste de l'ouvrage.] — Un arrêt du Conseil
d'Etat du Roi, daté du 11 d'octobre 1695, qui commet
ledit frère Romain pour faire les visites, dresser les
devis et les rapports pour la réception des ouvrages
des ponts et chaussées, réparations des bâtiments dé-
pendant des domaines de sa Majesté , et autres ouvrages publics dans toute l'étendue de la généralité
de Paris, dit positivement que ce frère avait eu la
conduite et l'inspection de ce pont. Comme il n'est
point parlé de celui qui en donna les dessins, il y a
apparence que ce fut le premier architecte du Roi, et
ce fut lui aussi qui en donna les devis qui furent im-
primés. Le frère Romain surmonta les grands obstacles
qui se présentèrent dans l'exécution, dont le plus difficile était la prodigieuse abondance d'eau que donnaient quantité de sources, et que le frère Romain
trouva le moyen d'évacuer. Les fondations de ce pont

furent jetées le vingt-cinq d'octobre 1685..... etc. »
Piganiol de La Force (*Description historique de la
ville de Paris*, éd. de 1765, t. 8, p. 145), parlant du
couvent du noviciat général des dominicains réformés,
avait donné au long , bien avant Hurtaut, l'épitaphe
du moine architecte : « ... Le grand architecte était
la qualité la moins estimable du frère Romain , et cé-
dait à celle d'un parfait religieux. Quelqu'exposé qu'il
fût dans le monde par ses emplois, il s'y comporta
toujours avec une régularité qui édifiait tous ceux qui
le voyaient , et qui a fourni au R. P. Mathieu Texte,
son confrère et son ami, le juste sujet de l'épitaphe
qu'on va lire :

*Qui fractis superbæ Sequanæ fluctibus , arcuatæ
molis Pontem Regium, Parisiis propè Luparam , arte
mirabili constructum anno D. M. D. C. LXXXV, a
fundamentis erexit ,*

JACET HIC

Frater FRANCISCUS ROMAIN, *Gandavus, natus anno
reparatæ salutis M. D. C. XLVI conventús Trajec-
tensis ad Mosam, Ordinis Fratrum Prædicatorum
alumnus. Dominii Regalis Architectus, nec non Pon-
tium Aggerumque conductor in Generalitate Pari-
siensi effectus, ac per totam ferè Galliam delegatus ,
denatus Lutetiæ Parisiorum , die VII januarii M. D.
C. C. XXXV.*

ORA VIATOR,

*ut virum Religiosum, professione conversum, pru-
dentiâ et moribus conspicuum , quem tot Architec-
turæ præclaris monumentis celebrem Terra et Pontus
ubique commendant , æthereæ sedes suscipiant glorio-
sum. Amen. Luge ævi nostri opificum decus , illius-
que non immemor jacturæ, tuam provide : abi et resi-
pisce Sodali carissimo mœrens posuit*

F. *Matthæus Texte.*

La copie d'après Fr. Jouvenet du *Portrait du frère
Fr. Romain* , laquelle se voit au musée de Gand, est
attribuée à l'habile pinceau de Subleyras, et y passe
à tort pour un original. — Il est sans doute assez curieux de rappeler ici que le frère Jean André, religieux dominicain et élève de J. Jouvenet, avait peint,
pour les dominicains de Paris, un portrait du frère
Romain, donnant le plan du Pont-Royal , et que ce
tableau fut recueilli aux Petits-Augustins par Alexandre Lenoir. Ne serait-ce pas encore là une autre copie
d'après le François Jouvenet ?

Mais je ne devrais être encore qu'à la moitié de
ma besogne sur ce simple article du catalogue, et
après avoir tant fait valoir l'importance de l'artiste
peint, j'aurais encore autant et plus à dire sur l'artiste peintre de ce portrait ; et cette fois ce serait une
vraie querelle que mériterait M. Mancel pour avoir
aussi rudement lésé la biographie de notre province,
en faisant de « François Jouvenet , le fils et l'élève de
Jean Jouvenet, dit le Vieux. » — « François Jouvenet, de Rouen, selon les registres de l'Académie
royale de peinture et de sculpture, reçu de cette
Académie, le 25 juin 1701 , comme peintre de portraits (sur la présentation des portraits du peintre

Houasse et du sculpteur Coyzevox), et mort le 8 avril 1749, à 84 ans, » n'était pas le fils, mais le frère, le troisième frère, donnerait à croire d'Argenville, de Jean Jouvenet. Né 21 ans après cet illustre peintre, peut-être reçut-il ses conseils, peut-être bien aussi reçut-il ceux de leur père, Laurent Jouvenet, qui n'avaient point si mal profité à Jean. Sur quelques portraits gravés d'après François, les graveurs ont parfois écrit *Junior*, d'où *Jouvenet le Jeune*, sans qu'à ma connaissance, le souvenir de François et le besoin de distinction entre les deux frères aient jamais fait donner le nom de *Jouvenet le Vieux* à son glorieux aîné. Le mot de *Vieux* in liquerait en effet, dans la langue des biographes, plutôt un père qu'un frère plus âgé. — C'est quelque compilateur inexact qui aura induit le catalogue dans ces fâcheuses erreurs à propos des Jouvenet et qui lui aura fait de même accepter la date de 1641 comme étant celle de la naissance de Jean, quand chacun jusqu'alors avait fait naître celui-ci en avril 1644, et Laurent Jouvenet comme son oncle, qui jusque-là était accepté comme son père, son père de lui Jean et de quatorze autres enfants.

Le musée de Caen possède deux excellents échantillons de ce grand maître Jean Jouvenet, la troisième gloire, après Poussin et Lesueur, de la peinture française.

Le charmant tableau catalogué n° 169, l'*Apollon et Thétys*, était depuis le jour où il avait été peint dans la collection du Roi. L'inventaire Bailly, déjà cité par nous, apprend qu'en 1709 et 1710 il était placé à Trianon, et le mentionne ainsi : « Un tableau représentant Apollon qui se présente à Thétis avec un triton qui pousse son char et une nayade qui s'appuie sur une coquille remplie de perles et de corail. — Figures de demi-nature, ayant de hauteur 4 pieds 10 pouces, sur 3 p. 11 p. de large, dans sa bordure dorée. » C'est-là un très-intéressant Jouvenet : on trouve dans cette jolie peinture l'origine encore saine des types, du dessin et de la couleur qui firent la réputation de grâce de Boucher.

Le tableau de cabinet ou de petit autel représentant *Saint Pierre guérissant les malades* (170), est une belle esquisse terminée, comme Jouvenet en a souvent peint, pour les exécuter sur des toiles plus grandes; celle-ci est d'une couleur forte et harmonieuse.

Les Jouvenet et les Restout, cela se tient si étroitement par tous les liens du sang et du talent et des traditions de manière, que quand on touche à l'un il faut aller jusqu'au dernier. En 1685, Marie-Madeleine Jouvenet, sœur de Jean et de François Jouvenet, avait épousé Jean Restout, peintre de Caen, fils de Marc-Antoine Restout, frère de Jacques et d'Eustache Restout, tous deux peintres et religieux prémontrés, de plus père de Jean Restout le célèbre, et enfin grand-père de Jean-Bernard Restout. Voilà, comme vous voyez, l'innombrable dynastie des Jouvenet, peintres rouennais, s'alliant à une plus innombrable dynastie d'artistes caennais. On ne trouve malheureusement pas une toile, ni dans le musée ni dans les églises de Caen, qu'une signature ou une tradition attribuent ni à Marc-Antoine, ni à Jean l'ancien, ni à Jacques Restout. L'histoire universelle de la peinture a raconté la vie de Jean, l'élève de Jouvenet, et celle du dernier des Restout. Quant à Eustache Restout, vous le voyez au musée de Caen par une grande peinture de 10 pieds de haut sur 18 de large, le *Repas chez Simon le pharisien* (197), copie d'après le Poussin. Cet immense tableau est, je crois, le seul que le musée de Caen doive au fâcheux dépouillement de l'abbaye de Mondaye, et il est l'un des meilleurs qu'on en ait fait sortir. On sait que l'église de l'abbaye des prémontrés de Mondaye avait été bâtie sur les plans fournis par Eustache Restout, qui l'avait lui-même décorée d'immenses toiles copiées pour la plupart d'après les peintures les plus accréditées de son temps. La renommée des tableaux de Mondaye s'était si bien répandue dans tout le Bessin, que la première révolution ne manqua pas d'en enlever les plus considérables pour en enrichir les édifices des villes les plus voisines. On les voit aujourd'hui encore dans les croisées et dans les chapelles de la cathédrale de Bayeux, dans la chapelle particulière de l'évêché, enfin dans le musée de Caen. Bon nombre, par bonheur, — un trop petits, ceux encastrés dans le maître-autel et dans les chapelles des nefs basses, — ou trop grands, les deux coupoles, — sont demeurés encore où Eustache Restout les avait adaptés; ils attendent que le bon sens des administrations civiles et religieuses du département renvoient à leurs crochets, restés pendants à la muraille de Mondaye, les vastes toiles leurs sœurs qui cachent et déparent les purs et délicats détails d'architecture de la cathédrale de Bayeux. A Bayeux et à Caen, ces pauvres peintures exilées ne sont plus que de pâles et languissantes copies d'œuvres souvent douteuses : à Mondaye, ce seraient les parties harmonieuses d'une décoration abondante et splendide. Mondaye ayant reconquis ses tableaux épars, redevient par son homogénéité, étant sortie tout entière du cerveau d'un humble moine, un des plus curieux monuments religieux de notre province. C'est au tact de Mgr l'évêque que nous faisons appel, c'est aussi à sa justice. Et n'a-t-il pas tout à gagner en renvoyant en leur lieu, où elles feront honneur à son diocèse, des peintures qui font tache dans son admirable basilique? *Non erat hic locus.* — M. G Mancel a donné sur Eustache Restout des renseigne-

ments qui ne sont point inexacts. C'est bien en effet
à l'abbaye de Mondaye et en 1743 qu'est mort le peintre prémontré, âgé de plus de 80 ans. Mais qui a pu
fournir ces détails à M. Mancel, si ce n'est l'épitaphe
même d'Eustache Restout, tracée par ses élèves sur
l'une des dalles de l'abbaye de Mondaye? Il nous faut
croire alors que la copie qui a été communiquée à M.
Mancel était incomplète. Voici la nôtre, douteuse encore en quelques mots, qui se trouvaient cachés en
partie par les bancs de prières; pour les dates du
moins, nous en garantissons l'exactitude:

HIC JACET
R. DOCS Pᵉ EUSTACHIUS RESTOUT
HUJUS DOMUS PRIOR MULT(IS ANNIS)
UNICO SIBI NECESSARIO
TOTA VITA CONTENTUS
NE MINIMIS UNQUAM
REGULÆ SUÆ OMISSIS,
IN OMNIBUS OBEDIENTIA DUCT(US)
TEMPLUM HOC AB IMIS
AD ALTA CONDUXIT
VIX CONSTRUCTUM
ILLICO SOLUS DITAVIT PICTU(RIS)
FUNERI SUPERSTES
VIVIT IN MULTIS
QUAS DECORAVIT ECCLESIIS.
PICTORES, SCULPTORES, ARCHITECTI,
AB EO FORMATI
FRUCTUM CAPIUNT IN TERRIS
IPSI SIT MERCES IN COELIS.
Sic voveant et precentur lectores.
OBIIT SUPPRIOR DIE I NOVEMBRIS
ANNO DOMINI MDCCXXXXIII
ÆTATIS SUÆ LXXXVIII.

Cette date précise, ce témoignage incontestable de
l'âge auquel est mort Eustache Restout; nous servent
encore à d'autres inductions qu'à compléter la note
de M. Mancel. — M. P. A. Lair a donné à la bibliothèque de Caen le *Portrait d'un moine prémontré tenant une feuille de musique*, comme étant celui
d'Eustache Restout. Les traditions qui s'attachent à
ce portrait doivent assurément le mettre hors de doute,
pour qu'un homme aussi grave que M. Lair lui ait
garanti un nom aussi intéressant. En tout cas, nous
croyons fermement que ce portrait appartient à la
première moitié du XVIIIᵉ siècle. Or, il suffit de comparer, même en souvenir, le portrait dit d'Eustache
Restout, appartenant à la bibliothèque, et le *Portrait
d'un moine prémontré tenant un livre* (198), appartenant au musée et relégué à tort au grenier, pour
s'assurer que ces deux bonnes et grasses peintures sont
indubitablement d'un même pinceau, d'un même
temps et se font quasiment pendant. J'affirmerai même
que les deux portraits sont d'un Restout; cela se voit
à la pâte et à la touche de cette peinture claire et tran-
quille; reste à savoir de quel Restout: serait-ce du
grand Restout? La chose ne serait pas impossible. Il
est certain que Jean Restout dut visiter plus d'une
fois, non-seulement Caen, berceau de sa famille,

pour laquelle il avait peint les tableaux qui se voient
encore aujourd'hui dans le collége, et le morceau de
réception qu'il avait voulu donner à l'académie de
Caen dont il était membre, morceau qui représente
Minerve montrant le portrait du Roi soutenu par des
génies, et dont l'académie doit le salut et la possession à l'inépuisable patriotisme de M. Lair. Jean Restout dut plus souvent et plus longuement encore visiter
Mondaye et son oncle Eustache, vers lequel l'appelaient les plus légitimes sentiments de pieuse reconnaissance. Partant, il serait fort naturel qu'il eût peint
à Mondaye les portraits de son oncle et d'un ami de
son oncle. Je présumerai même que le portrait du
frère Romain n'est pas venu à Caen par un autre con-
duit que par les relations toujours actives entre les
Restout de Mondaye et de Caen et les Jouvenet de
Rouen et de Paris. Car il y avait encore des Restout
à Caen, du moins s'il faut en croire la compilation
manuscrite du *Morery des Normands* que possède la
bibliothèque de Caen: « Restout, de la famille des pré-
cédents (il vient de parler d'Eustache et de Jean)
était peintre en portrait à Caen. » Mais j'aime mieux
croire que ces deux portraits sont de la main du bon
vieux prémontré Eustache Restout, qui a dû peindre
encore plus d'un autre portrait de ses frères en reli-
gion, de ses supérieurs et de ses élèves.

En tout cas, le catalogue peut être assuré que ce
n'est point là une peinture de Jean-Bernard Restout,
le petit-neveu d'Eustache Et la raison en est bien
simple, c'est que, mort le 18 juillet 1796, à l'âge de
64 ans, Jean-Bernard avait 11 ans quand mourut le
vénérable prémontré. Le pauvre M. Elouis se réjouis-
sait donc à tort d'avoir à conserver dans son musée un
œuvre de Jean-Bernard, dont il avait été l'élève. Mais
je le soupçonne d'avoir été pour quelque chose dans le
conte, imprimé par M. Mancel, de la mort de
Jean-Bernard Restout à Saint-Lazare. La meilleure
biographie qui existe sans doute de ce dernier des
Restout, mort célibataire, se trouve dans le *Magasin
encyclopédique* de Millin, an V, p. 443 et suiv. Elle
est d'un peintre nommé J. B. C. Robin, qui paraît
avoir été l'ami de Jean-Bernard, bien qu'il le juge
d'ailleurs assez rudement. Ce Robin, après avoir parlé
du rôle actif que Restout prit dans les clubs et dans
tout le mouvement révolutionnaire, qui lui valut de
la part du ministre Roland « la place éminente qu'a-
vaient occupée au Garde-Meuble Fontanieu et Thier-
ry, » raconte que, dénoncé comme coupable d'abus
de confiance, Bernard Restout fut jeté en prison,
et ne dut qu'à la chute de Robespierre d'échapper
à l'échafaud, auquel il s'attendait fermement. Sa
mort suivit de près sa mise en liberté, et Robin en explique les causes et les circonstances dans les plus
simples détails: « ...... Depuis longtemps il était atta-
qué d'une douleur fort extraordinaire dans la région
épigastrique; il la ressentait lorsqu'il commençait à
marcher. Cette incommodité devint bien plus sensible
depuis les angoisses du terrorisme. Peu de temps après,
il se déclara une hernie pour laquelle Restout négli-

gea de recourir aux moyens si efficacement employés dans l'art de guérir. Sans doute il ignorait les dangers de son état. Le 30 messidor dernier, après de grandes courses, il se trouve pressé d'entrer chez un ami. Il demande une clef à la domestique, seule alors dans la maison; il monte. Bientôt après on entend du bruit; il se plaint, il crie; en vain la fille accourt et frappe à la porte qu'il avait fermée. Le serrurier est appelé, et Restout trouvé renversé, mort, et laissant voir des contusions et des plaies à sa tête et dans plusieurs autres parties de son corps. » — Voilà une pièce fin, n'est-il pas vrai, pour cette glorieuse et honnête famille, et aussi pour ce Bernard Restout, dans les veines duquel coulait à la fois le dernier sang de trois races normandes d'artistes, les Jouvenet, les Hallé et les Restout; mais juste conclusion de la vie tracassière et toujours révoltée d'un homme qui, pensionnaire du Roi dans son académie de Rome, fut, trente ans plus tard, l'un des plus ardents ennemis de la révolte, l'un des plus ambitieux orateurs des assemblées populaires, — d'un peintre qui, par rancune, montra le plus d'acharnement pour la ruine et la dissolution d'une académie qui lui avait fait l'honneur de l'appeler parmi ses membres, et dont son père, le respectable Jean Restout, avait été le chancelier, le recteur et le directeur.

C'est ici que je vais placer un nouveau nom de peintre normand, dont je crois, en bonne conscience, être le portrait dans l'histoire des arts.

De toute cette belle série de portraits qui décore la frise de la bibliothèque de Caen, un seul m'a fourni l'occasion d'une remarque curieuse pour l'histoire des arts à Caen: c'est celui de Huet, l'évêque d'Avranches (37), qui me paraît bien original, quoique un peu lourd et dénué de pinceau. M. Naigeon, le conservateur du musée du Luxembourg, en a fait, comme l'a noté sous soin M. G. Mancel, une copie pour le musée historique de Versailles. — Or, ce portrait, la correspondance de Huet avec le R. P. Fr. Martin, conservée au cabinet des manuscrits de la bibliothèque nationale, à Paris, révèle le nom de son auteur. Après de longs pourparlers sur la demande que fait le P. Martin à Huet de son portrait, celui-ci écrit d'Aunay, le 3 juillet 1703, à l'obligeant cordelier dans la science duquel il avait puisé si largement pour son livre des Origines de la ville de Caen: « Je souhaite que mon neveu de Charsigné aucune sorte le sieur Charpentier; il ne le pourra pas faire à son prochain retour, car il a sa famille avec lui, qu'il ramènera et remplira son carrosse. Il va à Caen toutes les semaines; il chez de négocier cela avec lui et avec le Peintre. » — Et dans une seconde lettre: « Aunay 23 juillet 1703. — Vous me ferez plaisir de dire au sieur Charpentier peintre que ce ne sera qu'au premier voyage que je ferai à Caen que nous ferons l'ouvrage commencé. Voyez le je vous en

supplie, et dittes en vostre advis au peintre et à moy... » — Enfin; il lui écrivait de Paris, le 10 décembre 1703: « ... Je vous prie de me mander en quel tems vous aurez besoin du portrait que vous désirez de moy, et en quel lieu vous le voulez mettre. La mesure que vous m'avez envoyée me fait juger que vous le voulez enchâsser dans la menuiserie de vostre bibliothèque; mais il faudrait savoir si vous le voulez mettre dans un lieu bien élevé. Je vous ai prié de savoir du peintre de Caen, s'il voudrait venir passer trois ou quatre jours à Aunay avec moy pour y travailler... » — M. G. Mancel nous apprend lui-même que la bibliothèque de Caen doit beaucoup à celle des Cordeliers, laquelle avait pris une très-grande importance par les soins du P. Martin. Le portrait de Huet a suivi dans la nef des Eudistes la bibliothèque des Cordeliers. Le P. Martin n'eût pas souhaité mieux.

Le musée central avait envoyé à celui de Caen le beau Vase de fleurs (175), digne de Versailles et de Marly, mais le musée de Caen a fait depuis l'acquisition d'une œuvre bien plus importante de son illustre enfant Blain de Fontenay. C'est le portrait où la maîtresse du Régent, Mme de Parabère, est représentée par Antoine Coypel, le peintre favori de Philippe d'Orléans, au milieu d'une guirlande de fleurs qu'elle noue de ses belles mains; pendant qu'un petit nègre, dans le costume traditionnel de cette race, tient auprès de la souriante marquise une corbeille de fleurs. Corbeille et guirlande ont été peintes par Fontenay, qui a signé sa part, de ce nom seul, à droite sous la guirlande. Ce portrait, l'un des plus brillants du musée, a été copié pour Versailles par M. Naigeon. — La date de mort de Blain de Fontenay, 12 février 1715, fait remonter l'exécution du portrait de Mme de Parabère à une époque antérieure à la régence. La maîtresse du futur régent est là d'ailleurs dans le plus grand éclat de sa fraîcheur. — Les autres vases de fleurs attribués à Blain de Fontenay (176, 178, 179) n'ont point, nous l'avouons, attiré d'aucune façon votre remarque; mais les deux ci-dessus suffisent à le représenter glorieusement dans le musée de sa ville natale.

Pour Tournières, c'est mieux encore. Il a là ses deux chefs-d'œuvre, deux vrais chefs-d'œuvre. — L'un est le portrait en buste, et de proportion naturelle, d'un magistrat aussi classique qu'Horace (187); il est admirable d'effet et d'une effrayante vérité d'épiderme et de lumière. La barbe et les sourcils sont plus vrais qu'un Denner; le reste est traité très-largement. L'autre Tournières capital est celui donné par M. Mondelot, et si singulièrement intitulé Chapelle et Racine (189). Voici le sujet tel qu'il se présente simplement: deux bons buveurs, ou plutôt deux bons buveurs, car on ne voit, sur la table qui les sépare, qu'un superbe flacon sur un support d'argent, sont assis sur d'excellents fauteuils de cuir doré et laqué. Ce sont peut-être, je le croirais volontiers à leur bonne mine intelligente, des amis de Chapelle et de Racine; mais ce n'est ni l'un ni l'autre. Ce ne sont point là des gens de plume, car celui à droite, revêtu d'un habit bleu foncé et coiffé d'une grande perruque, celui qui montre la bouteille, et est le héros du tableau, a au côté son épée de gentilhomme, tandis que l'on voit suspendue à la muraille l'épée de son compagnon. Celui-ci, vêtu d'un habit rouge, supporte du poing sa tête assez goguenarde, laquelle, privée de perruque, est enveloppée de cette façon de bonnet ou de turban alors à la mode. Derrière le convive à perruque, entre un laquais à livrée, portant sur un plateau les menus plats d'un goûter. Sous les pieds de ce même homme de cour, qui sacrifie toutes les sciences, toutes les philosophies, tous les pédants à l'esprit des flacons, roulent de vieux et noirs bouquins, sur lesquels on ne voit point écrits les titres des œuvres de Racine; mais sur le dos de la plus belle reliure se déchiffre un seul mot lisible et c'est le nom d'*Aristotelès*. En voilà assez pour faire comprendre que Chapelle et Racine n'ont rien à faire ici, et que l'artiste n'a pas eu à se préoccuper de la ressemblance des portraits de ces poètes. Je ne dirai qu'un mot du merveilleux de finesse et de justesse de ton de ce tableau; il est presque à la hauteur d'un beau Terburg.

Le *Portrait d'homme* (188) n'est pas digne de porter dans la même galerie les deux ci-dessus décrits le nom de Tournière; et s'il fallait citer ici une troisième œuvre de cet habile maître, j'aimerais mieux renvoyer au portrait de Jacques Crevel, professeur de droit à l'université de Caen, l'un des meilleurs portraits, à coup sûr, dont soit décorée la bibliothèque de Caen (21).

Reste à vider la question biographique de Robert Tournière. Le catalogue le fait naître en 1676, acceptant la date fausse mise en circulation par d'Argenville, qui cependant avait connu notre peintre. J'ai publié, dans la première livraison de mes *Archives de l'art français*, d'après la copie qu'avait bien voulu en faire prendre pour moi mon obligeant ami M. Trébutien, l'extrait mortuaire de « Robert Levrac Tournière, peintre ordinaire du Roi, ancien professeur de l'Académie de Peinture et Sculpture, âgé d'environ quatre-vingt-quatre ans, décédé d'hier (18 mai 1752) sur cette paroisse (de St-Pierre); il a été inhumé dans le cimetière, proche cette église,... en présence de Louis Levrac Tournière, neveu dudit... » — Ce témoignage de famille, tout indécis qu'il fût encore, jetait bas déjà la date fournie par d'Argenville; mais les registres de l'ancienne Académie royale de peinture et sculpture, conservés au palais des Beaux-Arts, viennent préciser le mois même de la naissance de Tournière : s'accordant parfaitement sur le jour de la mort du peintre avec les registres de la paroisse St-Pierre, ils le disent mort le 18 mai 1752, à l'âge de 82 ans 10 mois, ce qui fixe irrévo-

cablement la naissance de Robert Tournière au mois de juillet 1669. — Quant au maître qui lui donna à Caen les premiers enseignements de l'art, le frère Lucas de la Haye, de l'ordre des carmes, ce serait peut-être le lieu de se moquer ici des compilateurs modernes qui ont confondu le Picard frère Luc avec le Bas-Normand frère Lucas de la Haye. Nagler et Siret, dans leurs dictionnaires historiques des artistes, se sont donné le mot pour cette bévue. Frère Lucas était un carme, frère Luc était un récollet qui s'appelait de son vrai nom Claude-François. Né à Amiens en 1615, il alla étudier à Paris sous Vouet, et se perfectionner à Rome. Il laissa quelques tableaux à sa province, et un plus grand nombre au couvent des récollets du faubourg St-Martin, à Paris, où il mourut en 1685. Il eut pour élèves de Piles, Arnoult de Vuez, Desmarets; — le pauvre frère Lucas n'eut pour élève célèbre que Tournière, et encore celui-ci fut-il obligé d'aller chercher auprès de Bon Boullongne des idées un peu plus hautes de son art.

La ville de Caen, qui vient de s'établir à elle-même un si beau précédent en acquérant à la vente Godefroy l'œuvre gravée de Michel Lasne, ne voudra pas ne pas posséder de même toutes les estampes qu'elle pourra rassembler d'après les artistes illustres qui sont nés non-seulement dans ses murs, mais dans toute la Basse-Normandie. Quand donc la bibliothèque de Caen poursuivra la pensée de ce recueillir les pièces gravées d'après Tournière, quand l'un des membres les plus actifs de la Société des Antiquaires de Normandie, lequel s'est, je crois, donné la tâche patriotique de rédiger le catalogue des artistes caennais, M. Bourdon recherchera la mention des estampes exécutées d'après les tableaux de Tournière (car il ne paraît pas que lui-même ait jamais gravé), que l'on ne s'en fie pas à d'Argenville, qui ne connaissait de gravé d'après notre peintre que le portrait de M. de la Roque, gravé par J. Sarrabat (le nom indiqué par l'estampe est celui de Pierre de la Roche, mousquetaire du Roy; Tournière s'est représenté assis et tenant sa palette auprès du mousquetaire du Roi coiffé d'une toque à plume et revêtu d'un costume de fantaisie; l'estampe est à la manière noire); et celui de M. de Maupertuis, célèbre mathématicien (Pierre-Louis Moreau de Maupertuis, le voyageur, gravé par J. Daullé, en 1741). L'étonnante collection Paignon-Dijonval n'avait point ces deux portraits, mais elle possédait cinq autres pièces: une petite estampe en hauteur, sujet de la *Jérusalem délivrée*, gravée par L. Desplaces, et une petite estampe en largeur, allégorie sur les arts, gravée par B. Audran; puis les trois portraits, de Timoléon de Cossé de Brissac, évêque de Condom, gravé par Balechou, — de Jacques-François de Chastenet de Puysegur, maréchal de France, gravé par Daullé, en 1748, — et de Louis Pécour, compositeur des ballets des petits appartements du Roi, gravé par F. Chereau. — Nous ajouterons à cette nomenclature six autres pièces que nous avons sous les yeux : Le portrait du chancelier d'Aguesseau, peint par Tournière, en 1720 (la peinture existe au musée de Rouen, dont les catalogues ignoraient son auteur), et gravée pour la *Galerie Française* par P. Maleuvre, en 1772; — celui d'Antoine Portail, premier président du parlement, gravé par Drevet; — celui, gravé par le même, de Pierre Nolasque Couvay, chevalier de l'ordre du Christ et conseiller du Roi; —celui de l'évêque de Bayeux, le prince François-Armand de Lorraine, gravé par F. Chereau (il semble me souvenir qu'une copie de ce portrait existe dans le musée-bibliothèque de Bayeux; — enfin une petite figure de femme coquette, gravée en largeur dans un ovale, par Jeaurat, et dont le quatrain d'épigraphe commence par ce vers: Philis a pour les fleurs une amitié parfaite, etc. Le portrait de Robert Tournière avait été l'un des deux morceaux que Pierre Lesueur avait offerts à l'Académie pour sa réception, en 1747. Ce portrait fait aujourd'hui partie du musée de Versailles; il a été gravé dans la publication Gavard, sous le n° 2639. Notons ici qu'il existe au musée de Versailles un portrait apocryphe de Gaston de Foix, grandeur de nature, et peint de fantaisie dans la manière de Raoux; il est signé *R. Tournière* 1726.

Le musée de Nantes possède quatre petits tableaux de l'école de Boucher, représentant les quatre saisons, et que le catalogue de ce musée, 5e édit., 1846, dit être d'un certain Lucas, « petit-fils du peintre Tournières, et secrétaire en 1789 de l'Académie de peinture;» je ne trouve point ce nom dans la liste des secrétaires de l'Académie, et le seul Lucas que je rencontre parmi ses membres titulaires, est un certain Auger Lucas, peintre d'histoire, reçu de l'Académie le 31 décembre 1722, et mort âgé de 80 ans, le 10 juillet 1765. Ce Lucas, en tant qu'il serait prouvé parent de Tournière, ne pourrait, étant né en 1685, être son petit-fils. M. de la Palisse vous dirait cela lui-même.

La lacune est grande, comme date du moins, de Robert Tournière à M. Fleuriau, premier conservateur du musée de Caen, qui n'a de lui qu'une *Tête de vieillard*, donnée par sa famille (219). Si nous nommons ici M. Fleuriau, né à Caen en 1765, avant ses aînés J. Noury, H. Elouis, Robert Lefèvre, c'est que cet artiste plein d'ardeur mourut avant eux et eut avant eux dépensé sa vie dans une patriotique entreprise, plus durable que ses œuvres à lui, plus durable peut-être que les œuvres de Robert Lefèvre et de Jacques Noury, — je veux parler de l'organisation du superbe musée de Caen et de son école publique de dessin.

Le musée national du Louvre possède aux archives la chaleureuse correspondance que François-Pierre Fleuriau entretenait à ce sujet avec le directeur et le secrétaire général du musée Napoléon. Ne pouvant citer toutes les lettres qu'il leur adresse pour solliciter d'eux l'envoi des plâtres destinés à l'école de dessin et la régularisation des comptes relatifs aux tableaux envoyés à Caen par le musée central, — je veux du moins donner les deux lettres qui se rapprochent le plus par leur date de l'origine de la collection caennaise.

« Fleuriau, conservateur du musée de Caen, à M. Denon, directeur général du musée Napoléon.

Caen, ce 26 prairial an 12.

Monsieur,

Je n'ai pu avoir l'honneur de vous donner de suite des nouvelles de l'arrivée des caisses de tableaux que vous m'avez adressées pour le musée de Caen: ce retard est causé par une maladie inquiétante pour ma vie et dont j'entre en convalescence. J'ai été pris le lendemain du déballage des caisses. La même raison m'a empêché de répondre à votre lettre du 5 prairial dernier, qui me remet les mémoires détaillés des dépenses de la restauration de tous les tableaux qui composaient le lot du département du Calvados. Je ne puis encore répondre avec détail; mes forces ne me le permettent pas. Je vous dirai cependant que j'espère que le menuisier sera payé; que l'intention du préfet n'est pas de profiter de son erreur. Mais je ne puis dans ce moment lui assurer l'époque, ce que je ferai sitôt mon rétablissement.

Il me reste, Monsieur, un grand désir, dont je ne puis, malgré la faiblesse de mes organes, m'empêcher de vous faire part, c'est de vous prier de me dire si vous voulez bien me permettre de vous adresser un projet de règlement pour l'établissement, près notre musée, d'une école de dessin appliquée aux arts relatifs à l'industrie, où l'artisan trouverait le moyen de former son goût pour les belles formes relatives à son métier.

Si je suis assez heureux pour que vous vouliez bien le lire, et y faire les changements et augmentations que vous croirez utiles, et qu'il me soit permis d'espérer que vous voudrez bien accorder votre protection à cet établissement, je regarderai cet avantage comme le plus grand bien qui puisse m'arriver, puisque je pourrai par vos conseils protecteurs faire le bien dans mon pays....

Je finis cette lettre en formant des vœux afin que, pour le bien de tous les établissements de ce genre, ils soient soumis à votre direction.

J'ai l'honneur de vous saluer, Monsieur, avec respect et dévoûment.   F. FLEURIAU. »

« Caen, ce 28 prairial an 12.

Fleuriau, conservateur du musée de Caen, à M. Lavallée, secrétaire général du musée Napoléon.

Monsieur,

Je viens de recevoir votre lettre du 25 prairial; elle a croisé celle que j'ai écrite à M. le directeur général pour lui annoncer l'arrivée des tableaux de notre musée et le tranquilliser sur l'erreur du menuisier. M. le préfet a senti qu'il était juste de remplir les intentions du directeur général. Mais, Monsieur, il faut que le menuisier prenne patience, car il m'est impossible avant 10 à 12 jours de m'occuper de régler le compte, car je suis trop faible encore pour m'appliquer deux heures de suite, ce qui est causé par une hémorragie que j'ai eue et qui a duré trois jours et trois nuits sans relâche, et a été 8 jours avant de cesser entièrement. J'ai perdu beaucoup de sang, et le temps seul peut réparer cette perte et ramener mes forces utiles pour le travail. Je croyais bien qu'il me serait impossible de survivre à cet accident, mais me voilà réchappé.

Je vais maintenant m'occuper de tourmenter pour former la galerie; mais le local n'est pas encore prêt, on n'a pas encore repris les travaux que le manque d'argent et l'hiver avaient fait interrompre. Ma première sortie, ou, au plus tard, ma seconde sera pour exciter le zèle du maire sur cet établissement, afin que les habitants de notre ville puissent jouir de la vue de ces belles choses. Le préfet se charge de toutes les dépenses de cet établissement. Mais le maire fournit le local tout préparé. Je ne puis savoir quand cela sera terminé. Il serait bien à désirer que le directeur général ait quelqu'autorité sur tous ces établissements. Ils y gagneraient, et les arts n'y perdraient pas. Notre préfet désire qu'il y ait une école de dessin près le musée. Il m'a nommé professeur. J'ai cette place, qui est jointe à celle de conservateur; mais je suis encore sans traitement et je suis nommé depuis deux ans. Cela ne m'enrichit pas, car les travaux de peinture, ici, sont peu de chose. Je vous promets qu'il faut un grand zèle pour vivre si longtemps dans l'espérance d'un bien qui n'arrive pas.

J'ai prié M. Denon de vouloir bien me permettre de lui adresser un projet de règlement pour l'organisation de mon école de dessin. Je le prie de me traiter comme son enfant: de vouloir bien y faire les changements et augmentations utiles, afin que notre établissement soit parfait; je lui demande son entière protection. Je vous prie, Monsieur, de faire pour moi auprès de lui tout ce qui dépendra de vous pour que je sois assez heureux pour que mes vœux soient exaucés. Ma reconnaissance ira toujours en croissant pour vous, Monsieur, dont j'ai tant à me louer. Que ne puis-je vous tenir à Caen : j'aurais bien du plaisir à vous offrir un lit et les promenades sur les bords de la mer, ainsi que celles vers les sites agréables des divers coins de notre pays.

Certes, sitôt que la notice des tableaux sera faite, je vous l'enverrai imprimée; mais même avant je vous en ferai passer une copie afin que vous me rendiez le service de relever les erreurs que j'aurais pu faire. C'est une prière que je vous fais et j'espère que vous ne me refuserez pas; et si mon règlement, pour mon école, pouvait vous faire plaisir, je vous le ferais passer avec prière de me faire vos réflexions, ce qui me serait très-avantageux, puisque ce serait pour moi une nouvelle preuve de votre estime.

Dites-moi, je vous prie, Monsieur, si, dans la notice des tableaux de notre musée, je puis faire mention de l'article de la lettre du directeur général, qui accorde à mon zèle la copie du tableau de Raphaël :

le Christ porté au tombeau (*c'est la belle copie mentionnée au n° 6 du nouveau catalogue de 1851*). Sûrement que vous vous rappelez du passage de cette lettre, en date du 18 ventôse au 12. Veuillez bien avoir la bonté de me donner votre avis.

Vous m'aviez fait espérer qu'à la place du tableau de Jouvenet, j'aurais eu une *Sainte famille* d'après Raphaël, copiée par le Guide. Il aurait été bien heureux pour notre musée d'obtenir ce précieux tableau.

Je dois encore vous manifester mon chagrin de n'avoir pas, dans cette collection, un portrait de Rubens ou de Vandyck, ce qui aurait mis le complément aux moyens d'études qu'offrira le musée de Caen, premièrement à moi qui n'ai d'autre désir que d'accroître mon talent; 2° à la jeunesse qui profitera de cet établissement.

Si je pouvais avoir quelqu'espérance, je crois que je ferais de nouveaux efforts pour obtenir la restauration du tableau de la *Mort de la Vierge* par Sandrart, parce qu'alors je réunirais les moyens de comparer les diverses écoles et de donner aux élèves un bon goût d'étude.

Je vous prie de ne pas disposer de ce tableau de Sandrart avant mon prochain voyage à Paris, et de me garder aussi le tableau de la *Résurrection*, du Peruglno. Étant sur les lieux j'en parlerai avec vous et peut-être pourrons-nous en tirer quelque parti. Ayez la complaisance de ne pas me refuser, je vous aurai obligation.

Mais je m'aperçois que cette lettre est longue, je la termine en vous priant de recevoir l'assurance de toute ma reconnaissance, et vous prie d'agréer mon sincère attachement. FLEURIAU.

P.-S. J'espère sous peu de jours vous faire passer quelques homards, que je vous prie d'accepter. Je désire qu'ils vous donnent envie de venir visiter les bords de la mer à Caen. »

Enfin, pour donner une idée complète de la passion avec laquelle Fleuriau avait pris son titre, ses fonctions et ses devoirs de conservateur, nous devons citer l'extrait d'une lettre que la préfecture de Caen adressait à l'administration du musée central, à la date du 13 vendémiaire an 11 : « Il existe ici quelques tableaux qui ont besoin d'être restaurés. Je désirerais, citoyens administrateurs, que le citoyen Fleuriot pût s'occuper de cette restauration, mais il n'a pas toutes les connaissances que cet art difficile exige. Je vous prie, si cela est possible, de lui procurer, pendant le séjour qu'il va faire à Paris, les moyens de les acquérir, en lui permettant d'assister au travail des artistes que vous employez pour cet objet. »

M. Henri Elouis succéda à M. Fleuriau. M. Georges Mancel, qui a écrit sur M. Elouis une excellente notice que nous avons déjà regretté de ne pas trouver réunie au catalogue de 1851, ne lui donne dans ce catalogue d'autre maître que Jean-Bernard Restout.

Le second conservateur du musée de Caen reconnaissait cependant encore un autre maitre, s'il faut en
croire la lettre suivante, qui était son billet d'introduction auprès de *M. le chevalier Denon, directeur
du musée Napoléon* : « Monsieur le chevalier, S. M.
a daigné accorder 35 tableaux au musée de Caen.
Pendant mon dernier séjour à Paris vous avez bien
voulu me promettre votre intérêt pour cet établissement, je le réclame avec confiance. M. Helouis, por-
teur de la présente et élève de M. Robert Lefèvre,
est chargé par M. le maire de cette ville d'aller vous
présenter ses compliments et vous prier de traiter favo-
rablement notre musée. J'ose espérer que vous voudrez bien l'accueillir et nous donner dans cette cir-
constance des preuves de votre bienveillance particulière. Je suis avec la considération la plus distinguée,
Monsieur le chevalier, votre très-humble et très-obéissant serviteur, le baron *Méchin*, préfet du Calvados.
-- Caen, ce 1 avril 1811. »

La famille de Jacques Noury a donné au musée de
Caen trois précieux échantillons du talent de ce peintre, dont la ville de Caen, soyez-en sûrs, s'énorgueil-
lira plus tard avec justice. Les églises caennaises
possèdent de lui de nombreuses suites de tableaux
qui, exécutés un peu à l'entreprise, nuisent plus à sa
renommée qu'ils ne la servent. Il en a dans ces églises
de toutes les dates, depuis le *Saint Adrien*, signé
Noury, inv. pinxit 1782, placé dans l'une des chapelles latérales de Saint-Jean, à droite, -- jusqu'au
Chemin de la croix de Saint-Pierre, -- et à celui de
Saint-Étienne, sur le dernier tableau duquel je relevai
autrefois l'inscription que je publiai dans mon premier volume des *Peintres provinciaux*, et dont la
rencontre m'avait ému profondément. Toutes les fois
que j'aurai occasion de la citer, je la retranscrirai :
« L'an 1820. Ces quatorze tableaux, représentant le
Chemin de la Croix, ont été peints par Noury, dans
la soixante-treizième année de son âge. Priez pour
le repos de l'âme de sa femme, qui mourut pendant
qu'il faisait cet ouvrage. Priez aussi pour lui et pour ses
enfants. » -- Cette inscription pleine de larmes chré-
tiennes, je la trouve digne des temps les plus héroïques du moyen-âge. Eh bien ! le pieux vieillard qui l'a
sentie et tracée, j'ai été tout heureux en le trouvant
représenté cette année dans le musée de Caen par trois
œuvres d'un grand talent et surtout d'un grand sentiment de peintre. L'une est son portrait par lui-même
(236), figure pleine de bonhomie; il est vu dessinant
une statuette de l'*Hercule Farnèse*, que lui montre
un enfant ailé, le génie de la peinture ou des arts.
Les deux autres, -- sa *Réception d'un poëte au Par-
nasse* (237), d'une excellente couleur, inspirée de
Rubens, et où se remarque un paysage d'une rare
transparence, -- et son *Ecole d'Athènes* (238), qui
n'a de commun que le titre avec la composition de
Raphaël, sont deux curieux tableaux, du meilleur

temps de l'artiste évidemment, et qui portent l'empreinte d'une incontestable individualité. Ce n'est
point là du David ; cela ressemble plutôt aux plus
brillantes peintures de Mme Lebrun, mais d'un dessin purifié et d'une palette plus mâle.
Robert Lefèvre était né en 1756, neuf ans après
Noury. Son nom est l'une des gloires non-seulement
de Bayeux, sa patrie, mais de toute la Basse-Normandie. En retour, Robert Lefèvre était resté Bas-
Normand de cœur. Le musée de Caen possède de lui
un excellent portrait (229) sur lequel je crois avoir
lu exactement : « Robert Lefèvre peint par lui-même
et donné à la ville de Caen le 12 janvier 1810. » Le
bon *Portrait d'artiste* de Fleuriau (231); une *Etude
de tête de Grec*, donnée par M. P. A. Lair (230); un
Portrait de femme en pied, jolie petite esquisse provenant du legs Lefrançois, dans laquelle on respire
la noble élégance du temps, et qui fait mieux comprendre la longue faveur dont a joui Robert Lefèvre,
que cette embarrassante œuvre de sa vieillesse, l'immense *Jésus en croix*, signé *Robert Lefèvre ft 1827*.
La famille de Robert Lefèvre, nous pouvons le dire
en toute modération, eût mieux servi les intérêts de
la gloire de cet habile portraitiste en enrichissant une
église de cette vaste composition, qu'en la plaçant
dans un musée en regard des œuvres de sa jeunesse,
telles que le *Lever de Vénus* (234), le *Groupe des
deux enfants montés sur des lions*, d'après Rubens
(233), et des œuvres de sa maturité: son portrait et
celui de Fleuriau. C'est, à son insu, faire acte d'im-
piété envers une mémoire respectée que de mettre
ainsi le public dans le triste secret de la décadence et
de la faiblesse d'un artiste justement honoré. L'original du portrait du pape Pie VII (235) appartenait à
M. Denon ; il fut adjugé pour cinquante écus à la
vente que firent, il y a quelques années, les héritiers
de l'ancien directeur général des musées.
Le portrait au crayon par lui-même (220) du jeune
Caennais Fr.-Urh.-Exup. Désacres, né en 1780, mort
en 1804, donné au musée par M. Monin, n'a pas
trouvé place dans la galerie, et attend au grenier
l'ouverture de nouvelles salles. Il est certain que le
pauvre musée de Caen aurait les plus beaux dessins
du monde qu'il ne saurait où les exposer. Il n'a pas
même des embrasures de fenêtres pour les y faire,
comme au musée de Rouen, manger par le soleil.
Un autre Caennais, né dix ans plus tard, qui a joui
dans un genre spécial d'une certaine célébrité, Louis-
Claude Malbranche, a dans le musée de sa ville natale deux mauvais petits paysages (242-43) nuisibles à
son nom, et un grand tableau capital (244), signé L. C.
Malbranche 1837; celui-ci est un fort bon effet de
neige, dont les personnages sont toujours peints avec la
maladresse habituelle de cet artiste.
A la suite du nom de Malbranche je citerai le gentil
paysage de M. Bouel, la *Chaussée de Montaigu*, à
Caen (246), qui rappelle la manière de Jolivard,
et la *Vue de Saint-Vaast-la-Hougue*, de M.
Des. Levavasseur (324), peinte dans le genre de

Gudin. -- J'ajouterai que je regretterai toujours de ne point voir dans ce musée un charmant tableau qui figura avec honneur au Salon de 1846, le *Château de Beaumesnil*, par M. Georges Bouet.

J'ai parlé, dans l'introduction, des œuvres de MM. Alf. Guillard (322), Quesnel (3·4) et Georges Lefrançois (247 à 300). Le musée de Caen possède un bon portrait de ce dernier par son camarade d'atelier, Eugène Roger, l'un des meilleurs élèves de M. Ingres et qui lui-même devait mourir avant l'âge en rapportant de Rome son beau tableau de cinquième année, la *Prédication de saint Jean-Baptiste* (Salon de 1840), aujourd'hui au musée de Bourges. Eugène Roger, né à Sens (Yonne), le 26 mai 1807, mourut en 1840. Dans son portrait signé : *A son ami G. Lefrançois, Eug. Roger*, 1833, le jeune bienfaiteur du musée de Caen est représenté assis auprès d'une table sur laquelle est posée la statuette d'Hercule tenant les pommes des Hespérides ; il tient à la main un crayon et un album. La figure est sérieuse et calme et persistante. Je renvoie à ce que j'ai dit au paragraphe II de mon introduction, sur l'usage et le placement respectueux que je voudrais voir donner aux œuvres de ce généreux jeune homme, qui a enrichi le musée de Caen de tableaux d'excellents maîtres, et qui lui a doté un pensionnaire dans les écoles de Paris.

L'un des jeunes gens qui feront, nous l'espérons, le plus d'honneur à cette pension de Georges Lefrançois, et le premier qui en ait profité, M. Edmond Leman, a suspendu dans le cabinet du maire de Caen un tableau de la *Mort de Cléopâtre*, peint en 1849, heureuses prémices qu'offrait sa reconnaissance à la ville qui favorisait alors ses études.

Deux très-habiles portraitistes, Mme Pigault, autrefois Mlle Faucon, et M. Louis Brunel, ont là des œuvres qui ne représentent qu'insuffisamment leur remarquable talent ; -- la première, une bonne étude de femme (327), signée : *Célestine Faucon* 1841 ; -- la seconde, un portrait en pied du feu roi Louis-Philippe (328).

Deux peintres normands, l'un né à Caen en 1813, M. Jules Malherbe, l'autre né à Rouen en 1815, M. Emile Perrin, ont traité, chacun à sa façon, le sujet d'un intérêt tout caennais, la *Mort de Malfilâtre*. Le premier, dans sa grande toile estimable (325), s'est beaucoup plus préoccupé de la biographie du pauvre poëte de *Narcisse* que n'a fait le second. Celui-ci s'est contenté d'asseoir Malfilâtre mourant auprès d'une table sur laquelle il vient d'écrire (326). L'exécution de cette petite toile est agréable ; elle est signée et datée : *Emile Perrin* 1844. On y reconnaît un habile élève de M. Paul Delaroche ; M. Emile Perrin a bien été en effet élève de Gros, et l'on trouve son nom parmi ceux des jeunes peintres entrés en 1831 dans cet atelier célèbre (Voir le livre de M. Delestre, *Gros et ses ouvrages*), mais, entré chez Gros à seize ans, M. Emile Perrin perdit son maître quatre ans plus tard ; et, dans le tableau qui nous occupe, l'on sent mieux l'influence de son second maître, M. Paul Delaroche, que celle un peu effacée de son premier. La *Mort de Malfilâtre*, œuvre intéressante d'un homme qui est devenu depuis directeur de l'Opéra-Comique, a été très-adroitement lithographiée par M. Aug. Lemoine ; et cette lithographie faisait partie de la livraison de l'*Artiste* du 15 août 1851. -- Le tableau figura au Salon de 1844.

Français.

Il me reste à passer en revue les tableaux des maîtres français étrangers à notre province. Ceux-là ont double source gouvernementale : les plus importants de la première moitié proviennent, comme pour les deux autres écoles, des largesses impériales ; la seconde moitié presque entière, le musée de Caen la doit aux divers ministres de l'intérieur qui se sont succédé depuis 1815.

J'ai hâte, pour mon lecteur, d'en finir avec l'examen de ce musée ; je me suis trop longuement amusé aux bagatelles du chemin ; et, quelqu'importance qu'ait à mes yeux notre école nationale, je n'épiloguerai ici ni sur la *Dixon* et les *saints Jérôme* des Vignon (151, 158-9) ; — ni sur la petite *Sainte-Famille* de J. Stella (155), gracieuse d'expression et ferme de couleur ; — ni sur la bonne copie de l'*Ecole d'Athènes* (154), attribuée au même Stella, et que je crois plutôt d'un imitateur, tel que Colombel, plus préoccupé encore du Poussin ; — ni sur l'*Ivresse de Noé* (160), belle copie par Dufresnoy d'une peinture italienne que le tableau de Caen ferait croire génoise, mais dont une lithographie que j'ai vue attribue la composition au Sacchi ; — ni sur le *Sacrifice de Manué* (161), acheté pour le musée, par M. Gervais, avocat, comme étant de Lesueur, et que l'élévation où il est suspendu ne m'a point permis de juger suffisamment ; du reste, la tournure de l'ange est bien dans le goût de Lesueur, et si le tableau n'est de lui, il pourrait, comme dit la fable, être de l'un de ses frères. Le même sujet, par Lesueur, se trouve au catalogue du musée de Toulouse. — Le *Second songe de saint Joseph* (161 bis) est une copie probable ou une imitation d'après Vouet ; on y lit la date 16-6, le chiffre des dizaines a disparu. L'âge de la peinture me porterait à y lire 1646 ou 1656.

J'ai raconté trop au long, dans mon premier volume de *Recherches sur les peintres provinciaux*, la curieuse histoire du *Baptême de J.-C.* (162), peint par Lebrun, vers 1670, tableau qu'avaient commandé au premier peintre du Roi les marguillers de Saint-Jean de Caen, et dont Huet s'était chargé de presser l'exécution ; je ne puis que renvoyer à la lettre de Lebrun que je publiai dans ce travail, et, mieux encore, à celle que publiait presqu'en même temps mon savant ami M. Trebutien, dans son petit livre de *Caen, précis de son histoire, ses monuments, son commerce et ses environs*, Poisson, 1848, p. 111. Malgré le prix que Lebrun attachait, dit-on, à ce tableau, il faut dire qu'il est peint dans les tons les plus pratiques et les plus rouges de ce maître. — Quant au *Daniel dans la fosse aux lions* (163), il me paraît non de lui, mais de son école ; joli tableautin d'ailleurs, dont les deux petites figures de l'ange et de Daniel n'ont que quelques pouces : les lions du second plan sont très-beaux, très-vrais et très-puissants ; ceux du premier ont des têtes ridicules. — L'esquisse du *Jugement dernier* (164) n'a jamais rien eu de commun, je le répète, avec Lebrun ; ce méchant morceau pourrait bien même n'être pas de l'école française.

Je continue à citer rapidement : — la *Cène*, de Verdier (172), — les *Suites d'un combat*, par le Bourguignon (166), — le *Portrait de magistrat*, attribué à Cl. Lefèvre, — le joli et lumineux *Effet de soir*, attribué à Patel, si doux et si harmonieux qu'il rappelle Claude, — le gras petit paysage de Jos. Parrocel (173), — et, pour mémoire, et de confiance, puisqu'il ne me souvient point de les avoir vus, deux tableaux de batailles, l'un du même Joseph Parrocel : *Sobieski devant Vienne* (174) ; l'autre de J.-B Martin : le *Siège de Besançon* (180).

Voilà pour les œuvres ; redressons maintenant quelques faits biographiques : — Vignon , le fils aîné, que je suppose être celui auquel vous attribuez les *Saints Jérôme*, s'appelait Claude-François Vignon ; il était en effet peintre d'histoire, et avait passé, comme son père, de la communauté de Saint-Luc dans l'Académie royale, où il fut admis le 6 décembre 1664 et confirmé le 25 juin 1667 ; il était né à Paris et mourut le 27 février 1703, à 69 ans. — J'ai cité, en note, à la lettre de Bellori, publiée par moi dans ma première livraison des *Archives de l'art français*, l'extrait mortuaire de Dufresnoy, relevé à Villiers-le-Bel par Mariette, duquel il résulte que Charles-Alphonse

Dufresnoy mourut dans ce village, non pas en 1665, comme le dit le catalogue, mais le 16 janvier 1668, âgé d'environ 56 ans. -- Il serait bon de dire que François Verdier ne fut neveu de Lebrun qu'en épousant sa nièce, et quant à mourir à Montpellier, le pauvre homme n'alla pas si loin, il mourut à l'hôpital, dans Paris. Le catalogue a fait confusion de ce Verdier avec un homonyme qui fut, dit-on, à Montpellier le maître d'Hyacinthe Rigaud.

Les deux portraits, d'un magistrat (182) et d'un homme de cour (183), attribués à Hyacinthe Rigaud et donnés par M. Lair, -- même celui fort beau d'un maréchal de France, provenant du legs Lefrançois, doivent céder le pas à l'éclatant portrait de Marie Cadesne, femme du célèbre sculpteur du Roi, Martin Desjardins. Jamais Rigaud n'a exécuté un portrait plus beau ni plus riche de couleur. Marie Cadesne est debout, cueillant une branche de tubéreuse. La figure est pleine de douceur, de vie, d'esprit et de grâce délicate. C'est de tous points un admirable portrait, tel que les artistes n'en peignent que pour leurs confrères. Le portrait de Desjardins, peint par Rigaud, en 1692, pour sa réception à l'Académie royale de peinture, et gravé par G. Edelinck, en 1698, figure aujourd'hui au musée de Versailles. Tout superbe que soit le portrait du mari, il est loin d'avoir la splendeur du portrait de la femme, peint en 1684. P. Drevet avait gravé ce chef-d'œuvre en 1689, et le musée de Caen, s'il m'en souvient, l'a laissé longtemps sans cadre. -- Notons ici que Rigaud était mort le 29 décembre 1743, âgé de 82 ans, suivant les registres de l'Académie; il ne serait donc pas né en 1665, comme le dit le catalogue, mais en 1661.

La nouvelle édition du catalogue a répété par inadvertance une erreur d'impression manifeste de la première édition : *Dulin*, *élève de Jouvenet*. Dulin ne se trouve nulle part, mais dans tous les guides de Paris du XVIIIe siècle il est fort question de Pierre *Dulin*, ou d'*Ulin*, ou du *Lin*, car les orthographes ont beaucoup varié sur ce nom. Le catalogue, qui savait que le tableau représentant *J.-C. guérissant les aveugles* (200), « était autrefois dans l'église de la Charité de Paris, » n'avait qu'à ouvrir la première édition venue du *Voyage pittoresque* de d'Argenville. On y lit, à l'article de l'*Hôpital de la Charité des hommes* : « Les deux morceaux du chœur ont été peints par d'Ulin; l'un est Jésus-Christ guérissant les malades, gravé par Cochin, le fils, et l'autre, la belle-mère de saint Pierre guérie de la fièvre. » -- « On loue l'ordonnance et les expressions de ce tableau, » observe Piganiol de la Force en parlant de ce premier. Il est à noter, à propos de cette église de la Charité, la seule qui fût de ce nom à Paris, qu'il n'est nulle part fait mention dans ses descriptions du bon et agréable tableau de la *Naissance de la Vierge*, attribué au Feti (29), qui provenait de là, disent les inventaires de donation. Mais en feuilletant l'intéressant *Catalogue historique et chronologique des peintures et tableaux réunis au dépôt national des monuments français par Alex. Lenoir*, on trouve parmi les tableaux provenant des chartreux, et réunis pour le muséum au Louvre, une *Nativité de la Vierge*, de Feti, qui ne doit être autre que la nôtre, et la similitude des premières lettres de *charité* et de *chartreux* fait très-bien comprendre une erreur de copiste. On trouve dans ce même catalogue d'Alex. Lenoir que la Charité possédait, outre le tableau, l'esquisse du *Jésus guérissant les aveugles-nés*. -- Quant à Pierre Dulin lui-même, que d'Argenville dit né en 1669, et mort en 1748, Papillon de la Ferté, d'accord avec les registres de l'Académie, le fait mourir à Paris, sa ville natale, le 28 janvier 1748, âgé de 78 ans. Les registres de l'Académie pour de telles dates sont pour nous d'une autorité absolue. -- Le maître de Dulin n'était point Jouvenet, quoique évidemment il ait subi son influence, et l'erreur du catalogue de Caen est de ce côté tout à fait compréhensible; mais dans l'*Abrégé de la vie des peintres* de d'Argenville, son nom figure catégoriquement sur la liste des élèves de Bon Boullongne, côte à côte de celui de Tournière. -- Dans la distribution qui fut faite des tableaux superflus du musée central, la grande toile de Dulin fut donnée à Caen, à la place de l'*Assomption de la Vierge*, de Salvator Rosa, qui lui avait d'abord été concédée. L'*Assomption* de Salvator fut retirée, par ordre, du lot du Calvados, avant le départ du convoi. Plus tard ce grand tableau, plus curieux par le nom de son auteur que brillant de qualités réelles, fit partie des tableaux distribués aux églises de Paris, et fut adjugé à Notre-Dame de Paris. Les commissaires des alliés, en 1815, ne songèrent point à le reprendre là, et il y est resté en compagnie de l'admirable *Circoncision* du Baroche, qu'avaient comme lui apporté les conquêtes.

Le *Bacchus et Ariane*, de Michel Serre, se trouve ainsi mentionné dans la *Description de l'Académie royale des arts de peinture et de sculpture*, par M. *Guerin*, *secrétaire perpétuel de ladite Académie* (Paris, 1715) : « Tableau de 4 pieds 1/2 sur 3 1/2. -- On y voit Ariadne dans l'île de Naxos, où Thésée l'avait abandonnée en retournant de Crète à Athènes, et heureusement pour elle dans le temps que Bacchus y passa. Elle semble faire à ce Dieu le récit de son aventure, et en lui montrant la mer encore sillonnant de la route des vaisseaux de Thésée, lui apprendre que la cause de son infortune est d'avoir par ses avis sauvé cet infidèle du labyrinthe où il devait périr avec toute la jeunesse athénienne. Bacchus de son côté paraît aussi joyeux que surpris de cette rencontre. On aperçoit dans le lointain une troupe de faunes et de bacchantes, des thyrses en main et couronnés de lierres, dont ce Dieu était toujours accompagné.

Par M. Serre (Michel), né à Tarragone en Catalogne, pour partie de l'ouvrage sur lequel il a été reçu académicien le 6 décembre 1704. »

J'ai publié dans mon second volume des *Recherches sur les peintres provinciaux*, p. 199-226, une longue étude sur Michel Serre, où j'ai fixé du mieux qu'il m'a été possible les principales dates et les principaux faits de sa vie. La Provence est pleine des tableaux de ce maître fécond ; celui-ci est tout de coquetterie : l'Ariane est assise sur des coussins, comme dans un boudoir. -- Michel Serre n'était point né en 1660, ses parents n'étaient pas Français, il ne mourut pas en 1735. Tout le monde s'accorde à dire qu'il était né à Tarragone, et qu'il mourut à Marseille le 10 octobre 1733 ; mais les registres de l'Académie de peinture le disent âgé, à sa mort, de 79 ans, c'est-à-dire né vers 1654, et Mariette donne la date du 10 janvier 1658 : ce sont deux grandes autorités qui ne sont pas trop d'accord entre elles, mais qui affirment toutes deux qu'il n'était point né en 1660.

Le nº 153 offre une des cruelles preuves de l'inconvénient qu'il y a à faire le catalogue d'un musée sans avoir regardé les tableaux. Le *Portrait de Louis XIII dans sa jeunesse* se trouve être celui de Louis XV jeune, et si *l'auteur est inconnu*, c'est que le catalogue n'a pas voulu le connaître. La signature est en effet assez lisible : *Fait par Dequoy le Jeune*, *peintre du Roy*. 17 3. C'est d'ailleurs un assez méchant tableau, dont les draperies témoignent cependant d'une adresse presque remarquable.

Nagler, dans son *Dictionnaire des Artistes*, nomme deux Dequoy : l'un peignait à Paris, vers 1750, des sujets modernes, et était membre de l'Académie de Saint-Luc ; un autre, S. Dequoy ou Dequoi, un peu antérieur à celui-là, était peintre de portraits. On trouve en effet au musée de Versailles un charmant petit portrait de Mme Anne de Souvré, marquise de Louvois, peint et signé par Simon Dequoy, en 1695. -- Quant au Dequoy du XVIIIe siècle, on le trouve, dans les *Salons* de l'Académie de Saint-Luc, exposant, en 1751, deux portraits, plus un *Mendiant* et un *Buveur* ; -- en 1752, un *Saint Pierre* et un *Saint Paul*, une *Récureuse*, un *Mendiant qui mange sa soupe*, et un *Cordelier de la Chine*.

Le frais petit tableau qui représente *Roland apprenant les amours d'Angélique et de Médor* (186) est signé *Galloche P.* 1733. Erreur d'impression : Galloche était élève de Louis de Boullongue, et non de Louis Boullanger.

J'observerai, en passant, que la miniature à l'huile, sur cuivre, désignée *Portrait d'homme* (190) offre une certaine ressemblance avec la tête de Vandermeulen.

Une laie et ses marcassins surpris par une meute est l'un des plus beaux tableaux de chasse d'Oudry

que puisse regretter le Louvre ; il est signé *J.-B. Oudry*, 1748. Ce n'est pas à Paris, mais à Beauvais, que mourut Oudry, le 30 avril 1755, à 69 ans. Quant au *Mercure confiant Bacchus enfant aux nymphes du mont Nisa* (196), M. Herault s'est trompé en le léguant comme un Boucher ; ce n'est point là, soyez en sûr, de la peinture de François Boucher ; cela appartient à quelque Ph. Caresme de son atelier.

Bien pis encore, j'ai preuve en main que la toile de l'école de Vanloo, représentant *Salomon marchant devant l'arche qu'il fait transporter dans le Temple*, a été faussement et gratuitement attribuée à Jacques-Sébastien Leclerc, surnommé des Gobelins. L'inventaire de donation le donnait à Lesueur, comme nous l'avons vu dans l'introduction, et le catalogue dit cette attribution confirmée par *quelques experts*. Ces experts, qui, sans doute, n'y entendaient pas malice, pensaient certainement au divin Eustache Lesueur et lui faisaient une cruelle injure. Le tableau, cela se reconnaît de reste, n'est point d'un si grand maître, et il s'agit ici du plus humble de ceux qui ont porté ce nom fameux.

Le registre de donation était parfaitement bien informé quand il articulait le nom de Lesueur et quand il indiquait ce tableau comme prix de l'ancienne académie. Telle est en effet sa vraie origine. Le sujet, proposé pour les prix de Rome de l'année 1745 était, pour la peinture aussi bien que pour la sculpture, *Salomon faisant transporter l'arche dans le Temple*. -- Il n'y eut point de premier prix pour la peinture ; le second prix fut décerné à un nommé Lesueur. -- Dans la séance du 28 août 1745 « l'Académie, après avoir délibéré, a décidé de ne donner que les deux grands prix de sculpture, et le deuxième prix de peinture, les tableaux étant trop faibles pour en mériter un premier, lequel prix sera réservé pour l'année prochaine et conservera sa date avant celui de 1746, pour le voyage à Rome. » -- Les deux années suivantes, il n'y eut point encore de prix décernés pour la peinture, et dans les années qui suivent, on ne rencontre plus, parmi les lauréats, le nom de Lesueur. Mais, six années avant, en 1739, on trouve encore un second prix accordé à un certain Lesueur, sur le sujet de la *Mort d'Athalie*, et il est bien probable qu'il s'agit toujours du même concurrent.

Or, ce concurrent, il est facile de le reconnaître d'une manière incontestable au milieu des nombreux peintres, sculpteurs, graveurs, qui ont porté le nom de Lesueur. Le *Dictionnaire des Artistes* de Nagler, auquel nous empruntons les principales dates de sa vie, raconte assez longuement ses œuvres et sa destinée : « Blaise-Nicolas Lesueur, dessinateur et peintre, né à Paris ou en Languedoc en 1716, fit ses études à Paris, à l'Académie de Paris, où il acquit un certain succès, dû en partie à la célébrité de son nom. Il peignit des tableaux historiques et mythologiques et des paysages. Il transporta sa manière douce et théâtrale à Berlin, où il fut appelé en 1757, après la mort d'Antoine Pesne, pour prendre la direction de l'Académie royale de peinture. Il y changea son faire et y chercha un style plus élevé... Il mourut à Berlin en l'année 1782. »

Deux mots des paysagistes du 18e siècle: les quatre gentils petits tableaux attribués à Pillement (204-207) sont si peu de chose! La *Marine à effet de lune* (201) n'est pas de Joseph Vernet, n'est même de son imitateur Delacroix. — Mais pour les Chavannes, ils sont charmants, surtout les deux petits pendants (215-216). Ils rappellent les meilleurs Allegrain pour la composition, avec cette différence qu'ils sont d'une couleur bien plus fine et bien plus fondue. Pierre Domanchin, sieur de Chavannes, né à Paris, ne vient point d'ailleurs ici à sa place, entre Hennequin et Fleuriau. Il appartient plus au 17e siècle qu'au 19e, ayant été admis dans l'Académie royale de peinture, le 23 août 1709, et étant mort aux Gobelins, le 21 décembre 1744, à 72 ans.

Le Lebel, dont vous avez deux paysages marins d'une peinture fade et grisâtre (213-214), n'est pas l'homme que vous pensez; ce n'est point d'ailleurs *Lebel* mais *Belle* que s'appelait le Clément-Louis-Marie-Anne que vous dites, avec raison, né en 1772 et mort en 1806. Ces deux tableaux sont bien plutôt d'Antoine Lebel, reçu de l'Académie royale comme peintre de paysages, le 27 août 1746, et mort le 9 mars 1793, à 84 ans; et j'imagine que ce sont ceux dont parle d'Argenville le fils, dans sa *Description sommaire des ouvrages de peinture, sculpture et gravure exposés dans les salles de l'Académie royale* (Paris, 1781), comme étant placés à cette date dans la galerie d'Apollon : « deux tableaux d'Antoine Lebel, dont une vue de mer. »

Nous voici donc arrivés à ce peintre lourd et fastidieux, auquel son reconnaissant élève David a imposé bien singulièrement la réputation d'avoir régénéré notre école. Le grand tableau de *Tithon et l'Aurore* (203) ne ressemble guère, il faut l'avouer, à du Vien ordinaire. Ce n'est d'ailleurs ni meilleur ni plus méchant.

La petite esquisse de son élève Vincent, *Saint Sébastien prêchant en prison* (209), est bien insignifiante.

Les figures allégoriques d'Hennequin, *la Fureur et l'Envie* (210), la *Victoire*, plus grosse que nature (212), la *Fraude*, si énergique de dessin (211), sont encore de ces peintures qui seraient admirablement placées dans l'école publique de la ville. C'est à Leuze, près de Tournay, ville où l'on voit encore beaucoup de ses œuvres, et des plus faibles, que ce peintre, dessinateur et graveur vigoureux, alla finir sa vie, le 12 mai 1833.

Le Dictionnaire des Artistes de l'école française au XIXe siècle, par Ch. Gabet, qui paraît avoir enseigné au catalogue de Caen, la patrie, la date de naissance et le maître de René-Théodore Berthon, ne parle qu'à l'occasion du salon de 1819 du tableau représentant *David qui a obtenu de Saül la permission d'aller combattre le géant Goliath* (303). Ce tableau figurait, en effet, à l'exposition de 1819, avec le signe de commande du ministère de l'intérieur; on ne l'en retrouve pas moins, avec Le même marque, au salon suivant, celui de 1822, et c'est avec cette dernière date que la toile est signée : *Berthon*, 1822. La froide et correcte peinture de cet artiste, type estimable de la seconde école de David, obtint, à ce qu'il paraît, un fort bon accueil à Caen, puisque ce fut encore pour la même ville que le ministère de l'intérieur commanda à R.-Th. Berthon l'*Entrée du duc de Berry dans la ville de Caen* (304), tableau qui figura au salon de 1824.

Le même Gabet vous eût pu apprendre que l'auteur du tableau représentant *Calypso recevant dans son île Télémaque et Mentor* (309) s'appelait Pierre-Edme-Louis Pellier, et qu'il était élève du baron Regnault. Quoique Gabet s'en explique en termes assez confus, il est probable que ce *Télémaque* est celui qui fut exposé en 1804.

Dix ans après Berthon, un autre artiste, aussi étranger que lui à notre province, Charles Durupt, trouva de même, dans deux bons tableaux qu'il avait exécutés pour une église de Caen, l'occasion de faire acquérir, pour le musée de la ville, une nouvelle œuvre de son pinceau. Le livret du salon de 1835 mentionnait de Durupt trois tableaux, outre le portrait de Mlle J...: le *Mauvais riche* ; — *Saint Pierre imposant les mains aux habitants de Samarie, fait descendre sur eux le Saint-Esprit*; — *Saint Paul prêchant les Corinthiens, leur montre le ciel ouvert*. Ces deux derniers tableaux décorent aujourd'hui les chapelles qui avoisinent, à droite et à gauche, celle de la Vierge, dans l'église de St-Pierre de Caen, pour laquelle ils avaient été commandés. Ils sont signés tous deux : *Durupt* 1835. On reconnaît plutôt, dans leur peinture et leur dessin sévères, l'école de Ingres que celle de Gros. — Quant à la toile de 1835, le *Mauvais riche*, l'astérisque qui la marque dans le livret de 1835 constate qu'au moment de cette exposition elle appartenait encore à l'artiste. Elle était peinte cependant avant le *Saint Pierre* et le *Saint Paul*, qui lui sont préférables, car elle est signée : *Durupt* 1834. Le musée de Caen acquit cette grande composition, il fit bien : ça n'est point assurément un chef-d'œuvre ni même une bonne œuvre ; mais, entre les peintres modernes, c'est une de celles qui nous intéressent néanmoins le plus vivement, car il faut surtout y voir le souvenir d'un artiste qui allait mourir à quelques années de là en plein progrès de maturité.

JEANRON, artiste vivant : « *Scène de juillet* 1830 (311), la *Mort d'un enfant limousin* (312). » — Le premier de ces deux tableaux, qui représente une barricade gardée par quatre gamins de Paris, dont l'un endormi, fut cité avec honneur au Salon de 1831, sous le titre des *Petits Patriotes*; il est en effet d'une couleur énergique et solide. Il est signé du nom de l'artiste et de la date fatale de 1830 ; M. Jeanron fut, comme vous le verrez plus loin, un héros de juillet, avant d'être un héros de février. — Quant à la composition d'une *Famille limousine entourant le berceau d'un enfant mourant*, quoique peinte un peu platement et d'une brosse peu distinguée, elle ne manque pourtant pas d'un certain caractère.

M. G. Mancel n'a trouvé à ajouter aucun détail biographique au nom de M. Jeanron. Je comprends qu'en 1837, le nom de M. Jeanron fût peu familier au rédacteur du catalogue de Caen ; le bruit de ses œuvres n'allait pas si loin. Mais en 1851! O néant de la gloire et des honneurs! Que sert donc d'avoir été deux ans directeur souverain des Musées nationaux, pour n'être pas même connu du principal musée de Basse-Normandie? M. Jeanron n'est point d'ailleurs de ces peintres qui semblent se plaire à dérouter les biographes par l'humilité laborieuse de leur vie. M. Jeanron est un homme politique; les titres qu'il invoquait, quelques jours après la révolution de février, auprès des électeurs républicains de la Seine et de Seine-et-Oise, étaient les mêmes qui lui avaient valu le 26 février les hautes fonctions qu'il exerça deux ans. La profession de foi de M. Philippe-Auguste Jeanron aux deux départements qui ne le nommèrent pas, profession de foi où l'on remarque une singulière affinité de famille avec celle de M. Audiat, son beau-frère, restait comme document précieux à ses biographes futurs. M. Georges Mancel n'avait qu'à puiser là ; c'est en matière de biographie surtout qu'il faut prendre son bien où on le trouve.

« Citoyens, je me présente à vos suffrages. Je dois donc vous dire d'où je viens, où je vais et qui je suis. — Je suis fils d'ouvriers; mon grand-père a monté à l'assaut de la Bastille, et peu de temps après, il est allé mourir dans les défilés de l'Argonne, les deux cuisses emportées par un boulet. — Mon père, encore apprenti, orphelin abandonné à 14 ans, a été accueilli parmi les volontaires de la République, et jusqu'à 1815 il a été soldat. — Pendant sept ans, il a été prisonnier de guerre sur les pontons anglais. Mon enfance a partagé sa dure captivité. il m'a appris son métier dans les prisons de l'Angleterre. — Depuis, sous mes yeux, sans secours aucuns, sans maîtres, sans école, sans dépense d'argent, j'ai appris, comme j'ai pu, dans la pauvreté, deux arts difficiles; tous mes tableaux et tous mes écrits ont été consacrés à la cause populaire. — Avant 1830, j'appartenais déjà à l'armée des patriotes militants. — En 1830, j'ai été décoré de la croix de juillet. — J'ai été mêlé à tous les conseils et à toutes les luttes de l'opinion républicaine par Buonarotti, Voyer-d'Argenson, Trélat,

Guinard, Charles Teste, Arago, Récurt, Marrast, Flocon, Beauséjour, Buchez, Audiat, Lebon, Cahaigne, et tous les énergiques citoyens qui sont morts ou qui vivent pour la liberté. — J'ai été l'ami de Godefroy Cavaignac; j'ai vécu pendant vingt ans sous les inspirations de cet homme intègre et héroïque. En toutes les occasions de ma vie il a été mon témoin, et j'invoque ici, à défaut du sien, le témoignage de sa mère et de son frère. — Aujourd'hui la confiance du citoyen Ledru-Rollin m'a délégué à la direction et à la réintégration des Musées nationaux. — Je n'ai fait défaut à aucun danger dans les jours d'action, en juillet, en juin, en février. — J'ai aujourd'hui 40 ans.... » — Le reste de cette intéressante profession de foi est sujet à discussion; je viens d'y prendre tout ce qui avait la forme d'un fait. Il suffit d'ajouter à cela que M. Philippe-Auguste Jeanron est né à Boulogne-sur-Mer, en 1810. Il a été directeur des Musées nationaux depuis le 26 février 1848 jusqu'au 25 décembre 1849.

Quant à ses maîtres, quoique M. Jeanron n'en reconnaisse aucun, nous ne croyons pas induire en erreur la postérité, si elle nous lit, en affirmant que Sigalon et que Souchon ont eu quelque part dans ses études.

Le chef-d'œuvre d'Hippolyte Debon, sa *Bataille d'Hastings*, signé H. *Debon*, 1844, et qui fit partie de l'exposition de 1845, occupe tout le fond du musée; et dans la première salle, sur la muraille où je crois me souvenir d'avoir vu autrefois cette bataille à côté de l'éclatant portrait de Guillaume-le-Conquérant (Salon de 1843), signé du même nom, H. *Debon*, — a été suspendue une toile de taille presqu'égale, représentant la grande figure de l'Empereur à cheval (323), traînant derrière lui, à travers les neiges de la Russie, les débris de l'armée française. Cette grande page a pour le musée de Caen le prix, celui que lui a donné le talent de M. Odier, beau-frère de Mme Boschet, si habile élève elle-même d'Ary Scheffer, celui aussi d'avoir été offerte par son jeune préfet de 1847.

Comment finir ce long travail? Et n'ai-je donc plus à parler que de l'*Antigone ensevelissant le corps de Polynice* (310), par M. Gemat Franck, — du mélodramatique tableau de M. Claudius Lavergne, *Adam et Ève chassés du paradis terrestre* (313) ; — du *Port de Granville*, effet de brouillard matinal, signé J.-L. *Petit*, 1830 ; — et enfin, de deux tableaux signés de deux noms très-honorables : *Aligny* 1838, et *Abel de Pujol* 1850, dernières venues de ces largesses gouvernementales, et dont le placement paraît à bon droit embarrasser M. le conservateur du musée. Jamais en effet le premier n'a peint un paysage d'une sécheresse plus repoussante que sa *Reddition du château de Randan* (307): bons hommes de ferblanc, sur

paysage de papier peint; — et le second, pour peindre, avec les types les plus convenus, sa composition
du *Vieillard et de ses enfants*, s'est servi de la science
la plus froide qu'ait jamais enseignée l'Académie.

Le ministère de l'intérieur avait été plus généreux
envers le musée de Caen le jour où il lui envoya le
beau groupe en marbre de Gayrard le fils, *Daphnis et
Chloé*, qui produit le plus bel effet au milieu de l'une
des salles du musée.

Aujourd'hui, dans leur organisation ordinaire, les musées de province se grossissent par trois sources : 1° les donations et legs ; 2° les acquisitions ; 3° les distributions d'œuvres modernes que leur fait, proportionnellement à leur importance, la direction des Beaux-Arts.

— Les donations et legs : de là peuvent provenir sans doute les accroissements les plus misérables et les plus ridicules, de là proviennent aussi les meilleurs ; voyez, à Caen, le legs de M. G. Lefrançois, les donations de MM. P.-A. Lair, A. Vautier, etc.

— Les acquisitions : les fonds qu'un conseil général ou municipal vote pour le budget, et pour les acquisitions de son musée, sont toujours si peu de chose, qu'au moins serait-il désirable qu'ils fussent employés dans l'intérêt le mieux entendu possible de la gloire du musée. Mais, par malheur, les conservateurs des collections départementales sont un peu immobilisés, et ils ne songent pas à céder à d'autres tentations qu'aux tentations à domicile. Il est certain cependant que les occasions d'acquérir des œuvres d'art vraiment importantes sont rares en province, et que les conservateurs de province, en dépensant parfois leur budget dans de petites ventes sur place, n'y acquerront que des peintures secondaires, qu'ils paieront encore un prix relativement excessif ; tandis qu'il se présente à Paris, chaque année, des occasions merveilleuses d'acquérir, presqu'à vil prix, des objets inestimables de curiosité locale ; je ne citerai que la vente du général Despinoy, où se vendirent, sous de fausses désignations, l'un des tableaux de la confrérie du Puy d'Amiens, qui eût fait merveille, soit à l'évêché, soit dans la bibliothèque de cette ville ; un tableau de fête sur la glace, de Claude Deruet, qui eût admirablement convenu au musée de Nancy ; que sais-je encore ? un admirable portrait de Saint-Evremont, que se seraient disputé avec raison la bibliothèque et le musée de Caen, trop beau pour l'une, trop curieux pour l'autre. Je pense donc que chaque musée devrait charger, à Paris, quelqu'artiste ou quelque connaisseur de ses amis de veiller à ce qu'il ne lui échappe point de ces curiosités spéciales qui s'adjugent souvent à bas prix, et qui, si elles ne sont saisies à ce passage du hasard, émigrent ou ne se représentent jamais ; et en même temps ce mandataire du musée signalerait à son conservateur les tableaux ou sculptures ayant valeur d'art, et dont il croirait l'acquisition avantageuse au musée provincial. Ce serait-là, ce me semble, la meilleure garantie du plus parfait emploi possible des budgets économiques que la province vote à ses collections.

— Les envois de la direction des Beaux-Arts : tant que les préfets n'auront pas fait parvenir au ministère de l'intérieur réponse entière et précise à la série de questions que leur proposait sur les musées de leurs départements la circulaire ministérielle insérée dans *la Patrie* du 23 août 1851, tant que la direction des Beaux-Arts ne possédera pas l'inventaire général des collections de province, qui sera le résultat naturel de ces questions satisfaites, le ministère de l'intérieur ne pourra faire sa répartition périodique qu'à l'aveuglée et en s'en rapportant aux renseignements intéressés ou mal éclairés des représentants de chaque ville. Il n'en serait point de même si l'inventaire dont nous parlons existait; car alors la direction des Beaux-Arts aurait à cœur, nous n'en doutons point, d'équilibrer aussi justement que possible ses distributions, suivant les besoins et l'importance des musées, suivant aussi les services qu'ils peuvent rendre à l'éducation publique des arts. Les divers ministères qui se sont succédé depuis 1815 ont inondé la province, nous ne le contestons pas, d'une pluie d'œuvres médiocres, mais il serait injuste aussi à la province d'oublier que ces mêmes ministères leur ont réparti des chefs-d'œuvre avec autant de libéralité qu'ils leur distribuaient des toiles faibles. Il serait injuste d'oublier que le Luxembourg n'a rien gardé de M. Ingres d'aussi important que son *Vœu de Louis XIII* (Montauban), son *Saint Symphorien* (Autun), son *Jupiter et Tethys* (Aix), et que le musée de Marseille possède sa belle copie du *Mercure* de Raphaël. La toile la plus capitale de Flandrin, *J.-C. et les enfants*, a été donnée à Lisieux; son *Dante et Virgile*, à Lyon, sa ville natale. Les plus splendides peintures d'Eugène Delacroix, il faut aller les chercher dans les musées de province : la *Justice de Trajan*, à Rouen; la *Médée*, à Lille; le *Charles-le-Téméraire*, à Nancy, l'*Empereur du Maroc*, à Toulouse, etc. Le chef-d'œuvre de Charlet, la *Retraite de Russie*, est au musée de Lyon; je pourrais citer ainsi pendant dix pages des donations tout à fait précieuses. Quand l'administration des Beaux-Arts à Paris, et les diverses conservations des musées de province auront régularisé leurs relations par un bon inventaire général, alors celle-là pourra être mise raisonnablement en demeure de consulter, avant de faire ses largesses, tels besoins d'études, ou telles convenances de noms d'artistes, ou telles spécialités d'art local; et celles-ci pourront de leur côté discuter avec la direction des Beaux-Arts sur les deux graves questions, à savoir : si en matière d'art la qualité ne vaut pas toujours mieux que la quantité, et si le nom de l'artiste, quelque glorieux qu'il soit, couvre toujours suffisamment sa marchandise.

Deux mots, deux derniers mots sur un quatrième mode d'acquisition des musées de province, mode qui n'existe encore qu'à l'état d'éventualité possible. Une loi est depuis longtemps à l'étude, — loi nécessaire, loi indispensable, loi sans laquelle les toiles sans nombre roulées dans les magasins du Louvre sont des trésors inutiles, condamnés à pourrir sans profit pour Paris, qui ne sait où les exposer et qui ne les peut aliéner, aussi bien que pour les départements, qui en feraient très-bien leur affaire; — c'est la loi d'échange. Le jour où elle sera promulguée ouvrira une ère nouvelle pour la composition et la vie même des musées de province. Impatiemment attendue déjà par quelques musées étrangers, désireux de se compléter par des peintures françaises qu'ils ne peuvent espérer que du Louvre, la loi d'échange ne devra certainement être consentie qu'entre notre grande collection nationale et des établissements publics. La première clause doit être d'interdire toute espèce mystérieuse d'aliénation ou d'échange, et de fermer sévèrement la porte des musées de province au dangereux maquignonnage des brocanteurs. Il faut, pour donner garantie à la naturelle défiance provinciale, l'arbitrage tacite et loyal de l'État et son incontestable impartialité entre des collections qu'il a un intérêt égal à voir se développer et florir. Contre qui d'ailleurs ces musées se mettraient-ils en garde? Contre une administration dont la munificence a été jusqu'à ce jour la seule force, le seul crédit, le seul honneur, contre une administration qui, pour coup d'essai, s'étant dessaisie, en 1848 et 1849, de 17 excellents tableaux en faveur du musée de Lille, n'en a pas même reçu l'une des très-nombreuses toiles d'Arnould de Vuez, dont Lille est si riche et dont le Louvre pouvait espérer en retour un bon échantillon. Il ne faudrait pas cependant que les choses se passassent toujours de la sorte. Mais l'échange ne suppose-t-il donc pas liberté de consentement? Le droit de proposition n'est-il donc pas réciproque? — Dans quel sens devront se combiner ces négociations d'échanges de musées à musées, ou de musées à églises; car, je le répète, tout doit se passer entre établissements publics, et il ne doit y avoir dans tout cela qu'un travail de complément naturel, une reprise légitime de prisonniers?

Le musée de Paris doit dérouler sur ses murailles l'histoire de l'art aussi complète que possible : il ne doit songer qu'à combler ses lacunes par un bon échantillon de chaque maître. — Le musée de province doit avoir double but : compléter le cycle de ses anciens artistes locaux ; réunir, pour l'éducation de ses artistes vivants, d'excellents morceaux des époques classiques de l'art. Pour obtenir ces fabriciens les chefs-d'œuvre d'artistes provinciaux qui dépériraient dans les églises locales, un musée de province devra employer toutes ses ressources persuasives, et ses ressources d'échange, dût-il même faire intervenir l'administration des Beaux-Arts par l'offre d'un bon tableau

moderne, destiné à remplacer l'intéressante peinture ancienne. Les administrations municipales des départements trouveront à faire entre elles d'importantes permutations d'objets de curiosité locale. — Quant aux peintures et aux sculptures pouvant servir à l'instruction des jeunes artistes de province, les menues acquisitions qu'il est donné aux musées départementaux de faire de loin en loin peuvent les grossir de certains morceaux d'une beauté relative; mais c'est dans le Louvre seul que ces musées trouveront à moissonner des œuvres éprouvées par les siècles; là seulement ils rencontreront des toiles dignes d'être suspendues à côté des sublimes rebuts du musée Napoléon.

C'est précisément pour être en état de profiter, sans danger et sans défiance, de cette loi d'échange, qu'il importe que les musées de province examinent au plutôt la valeur historique et le mérite éternel des œuvres d'art qu'ils possèdent. Dans cet examen, il faut éviter les deux écueils : l'orgueilleux préjugé et le mépris de son bien. Il faut enfin que, dans toutes les collections de nos provinces, un homme de bonne volonté proclame cette maxime antique, que nous tâchons aujourd'hui de faire entendre au musée de Caen : Connais-toi toi-même.

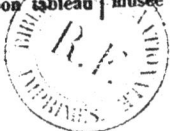

FIN.

NOTES

SUR

Quelques Peintures du département de l'Orne.

NOTES

SUR

QUELQUES PEINTURES

DU

DÉPARTEMENT DE L'ORNE.

Pourquoi notre département de l'Orne n'a-t-il point de musée ? Pourquoi la ville d'Alençon n'aurait-elle point de musée ? Que veulent dire ces toiles dispersées dans l'escalier et dans les diverses salles d'honneur de l'hôtel-de-ville d'Alençon ? Si ce ne sont point là les matériaux déjà mal contenus d'une collection départementale, qu'est-ce donc ? — Et pourquoi le gouvernement vous a t-il envoyé quelques agréables tableaux modernes, si ce n'est pour enrichir le musée qu'il croit exister, — ou pour vous forcer, par l'encombrement, à vous donner à vous-même cette parure, la première que se doive toute ville qui a quelques souvenirs, quelqu'ambition ou quelque orgueil. Si les artistes que l'Orne a vu naître (je ne nommerai que l'ingénieux dessinateur de l'expédition d'Egypte, Conté, les peintres Landon et Charles Lamy, les deux illustres graveurs Massard et Godard, et peut-être Jean Goujon, le divin sculpteur); si les artistes de notre terroir, qui honorent dans le passé ou dans le présent l'histoire des arts en France, ont trouvé leur voie et leur gloire, sans avoir été éveillés et secourus dès l'enfance par la vue des chefs-d'œuvre, que l'indifférence municipale n'en prenne point raison pour priver les artistes de l'avenir des précieux avantages de l'éducation locale. Vous avez les premières pierres d'un musée : fondez un musée.

Quand vous en serez à l'heure délicate du catalogue, mon ami, qui sait tout, M. Léon de la Sicotière, vous racontera l'histoire des tableaux de l'hôtel-de-ville d'Alençon, avec la même grâce qu'il me les montrait l'été passé; et même n'attendez pas, pour lui demander cette histoire, le jour un peu reculé peut-être où s'inaugurera le musée d'Alençon. Il vous dira comment est venue là cette grande toile, doublement normande, représentant le *Mariage de la Vierge*, et que le savant poëte latin, le P. Delarue, avait obtenue, pour la chapelle des jésuites d'Alençon, du grand artiste rouennais qui l'a signée *J. Jouvenet pin.* 1691; belle composition de 18 figures remplissant un tableau haut d'environ treize pieds sur sept de large, d'une couleur assez éclatante et très-harmonieux d'effet et de lumière. C'est une honte pour le chef-lieu de notre département, que, ne possédant qu'une toile de cette importance, il la loge dans un escalier. La cage d'un escalier, quelque pompeuse qu'elle soit, n'est jamais digne d'un tel Jouvenet.

M. de la Sicotière vous dira encore d'où vient le charmant tableau, un peu trop frotté, s'il m'en souvient, signé du nom de Restout et daté, je crois, de 1729. Ce *Saint Bernard, présentant l'hostie au duc d'Aquitaine*, ne fait point honte aux leçons de Jouvenet, oncle de Jean Restout. Leurs deux tableaux sont au reste du meilleur temps de ces deux illustres maîtres normands. A quel propos Nicolas-René Jollain, né à Paris, membre depuis le 31 juillet 1773 de l'Académie royale de peinture, avait-il peint, vers 1780, pour le Valdieu, tous ces tableaux religieux et historiques qui encombrent aujourd'hui les salles municipales d'Alençon ? M. de la Sicotière sait tout cela sur le bout du doigt, et s'il ne sait pas encore d'où vient la *Grande Assomption de la Vierge*, qui me parait à moi l'un des innombrables tableaux de Philippe de Champaign?, le jour où il en découvrira la provenance, il trouvera confirmée, je l'espère, l'attribution que je viens de dire.

Dans beaucoup de villes, les musées existent, parce que les églises n'existent plus; dans certaines autres villes, les musées sont pauvres ou n'existent pas, parce que les églises sont riches. Telle n'est pas l'excuse que puisse alléguer Alençon. Son musée est encore à fonder, mais rien n'est plus vide que ses églises; rien de plus misérable que leur décoration. Dans la première chapelle, à droite, de la métropole N.-D., j'ai cependant remarqué un tableau dont la signature du moins m'a paru intéressante, car la peinture en est assez incorrecte: c'est une *Salutation angélique*. La Vierge, assise à gauche et comme pâmée, accueille la visite de l'ange qui descend sur un nuage, en haut, à droite. Le tableau est signé: *Lamy Pxit Moritaniæ anno* 1696.

Or, ce Lamy, peintre de Mortagne, travaillant dans les dernières années du xviie siècle, doit être le père d'un des plus habiles peintres qu'ait produit l'ancien Perche, Charles Lamy, né à Mortagne, dans le Perche, reçu membre de l'Académie royale de peinture et sculpture, comme peintre d'histoire, le 5 novembre 1735, et mort à Paris le 2 avril 1743, à l'âge de 54 ans, après avoir pris part aux expositions des académiciens, depuis 1737 jusqu'en 1742.—M. Delestang, dans la *Statistique de la ville de Mortagne* (1806), dit que Charles Lamy, né dans cette ville en 1689 (cette date est d'accord avec l'âge de mort, fourni par les registres de l'Académie, que n'ont pas suffisamment consultés Gault de Saint-Germain et Papillon de la Ferté), fut élève des Boullongne. Quoique d'Argenville ne le compte dans l'atelier ni de Bon ni de Louis Boullongne, nous ne contredirons pas la tradition de M. Delestang; mais maintenant que nous savons qu'il y avait, sept ans après sa naissance, un peintre de son nom dans sa ville natale, soit son père, soit son parent, nous serons porté à croire que ce fut à Mortagne, dans sa famille, qu'il prit les premières leçons de son art, leçons, comme on sait, les plus décisives.

Oui, certes, si quelque érudit d'un peu de passion faisait subir aux toiles poudreuses qui se pourrissent muettes sur les autels de nos plus humbles églises normandes un examen sérieux de leur histoire et des noms qui les signent, ces pauvres peintures raconteraient au curieux bien des intéressantes anecdotes de donateurs, bien des piquantes biographies d'artistes.

Dans une église où à chaque voyage que j'y entre il me semble entendre chanter toutes mes prières d'enfant,—dans Saint-Germain d'Argentan,—le riche autel de la chapelle Saint-Mansuet, autrefois, m'a-t-on dit, consacrée à saint Jean, est décoré d'un grand tableau qui représente la *Prédication de saint Jean-Baptiste*. C'est l'œuvre large et habile d'un peintre de pratique. On en peut louer le fonds de paysage et le ciel, et quelques

têtes assez belles. La manière de ce tableau rappelle à la fois certaines traditions italiennes et aussi les deux praticiens français, Vouet et Vignon, plus Vignon encore que Vouet. Sur le bord de la barque, qu'approche un batelier, se lit cette signature: D. Fresne. Fecit. 1665. Je me suis longtemps épuisé en recherches, tant par curiosité de Normand que par piété pour l'église dont ce tableau est, à coup sûr, un des ornements les plus nobles et les plus dignes de remarque, pour trouver trace dans l'histoire des arts du peintre *D. Fresne*. Enfin je crois avoir entrevu la plus piquante lumière sur ce nom et sur cette date, grâce aux registres de l'ancienne académie royale de peinture et de sculpture; c'est quasi toute une biographie qu'ils nous révèlent. Charles-Louis Dufresne de Postel, peintre d'histoire, né à Nantes, fut élu académicien le 5 mai 1663, confirmé le 4 janvier 1665, et nommé conseiller le 7 février de la même année. Il mourut à Argentan le 7 janvier 1684, à l'âge de 71 ans. Hultz dit qu'il s'appelait Mathieu et non pas Charles, et qu'il mourut en 1711, toujours un 7 janvier, toujours à 71 ans. Papillon de la Ferté, appuyant Hultz, dit que « Charles-Louis Dufresne de Postel, né à Nantes, bon peintre d'histoire et de portrait, est mort à Argentin (*sic*), en 1711, âgé de 78 ans. »—Nouvelle version pour l'âge de mort; celle de 71 ans reste toujours plus probable. Enfin, pour dernier auteur, je citerai Gault de Saint-Germain: à la page 174 de ses *Trois siècles de la peinture en France*, le brave homme transcrit avec la fidélité la plus scrupuleuse les noms, l'âge et les dates fournies par La Ferté, et *Argentan* pour *Argentan*; puis de là renvoie à la page 325, où il enregistre parmi les *amateurs français qui ont exercé les arts*, « Charles Dufresne, amateur, homme de lettres, qui a gravé, en 1690, pour son amusement, quelques pièces, dont *l'Entrevue de saint Nil et de l'empereur Othon*, d'après le Dominiquin. »—Je ne voudrais pas dire de mal du livre estimable des *Trois siècles de la peinture*, l'un de ceux qui soient encore les meilleurs à consulter sur notre école; mais il faut avouer que sur Charles Dufresne, Gault de Saint-Germain n'a pas eu de bonheur; nous dirons plus loin combien est inexacte la date appliquée par lui à l'estampe qu'il cite.

Pour en revenir au tableau de Saint-Germain d'Argentan, c'est donc l'année même de sa confirmation comme membre de l'Académie royale et de son élection comme conseiller que Charles-Louis Dufresne de Postel peignit la *Prédication de saint Jean*. Vint-il la peindre sur place ou l'apporta-t-il toute peinte? La première hypothèse me semblerait préférable, en observant que le tableau a été évidemment exécuté en vue de la pompeuse décoration ornementale de l'autel, et pour une proportion donnée. Soit que l'artiste eût 25 ans, comme le prétend Hultz, soit qu'il en eût 52, au dire plus probable des registres,—la peinture de Du Fresne étant plutôt, pour certaine tournure des personnages, d'un homme né en 1613, que d'un homme de 1640, — ses confrères venaient de lui donner à Paris de bien éclatantes marques de leur estime. Qui le retint donc dans notre petite ville? Le roman ici serait trop facile; mais l'histoire des arts est déjà beaucoup trop compliquée de romans; pour ma part j'en veux débrouiller, je n'en veux plus faire. C'est aux archives d'Argentan qu'il appartient de nous apprendre à quoi Charles-Louis Du Fresne de Postel employa les 19 ou les 46 années qu'il lui restaient à vivre, et pourquoi toutes les églises et toutes les maisons d'Argentan, et pourquoi toute la Basse-Normandie ne regorgent pas de ses peintures et portraitures.

Reste, pour expliquer en partie l'obscurité qui recouvre la vie de Charles Du Fresne, et pour expliquer aussi pourquoi son batelier de la *Prédication de saint Jean-Baptiste* rappelle celui qu'a placé le Dominiquin dans sa composition connue de la *Vocation de saint Pierre et de Simon*, reste à tirer de l'estampe dont Gault de saint-Germain a parlé plus haut, les faits et les dates qu'elle renferme. Vous savez qu'il s'agit de la *Rencontre de saint Nil et de l'empereur Othon*, superbe et très-solennelle composition, en largeur, d'une trentaine de figures. L'estampe, qui est fort grande, en est excellente; elle est simple, naïve et vigoureuse comme un Pesne. La dédicace à Bernard de Foix et de Candalle, duc d'Espernon, etc., est très-longue et pleine de sentiments de respect et de reconnaissance pour les nombreux bienfaits qu'il a reçus de ce grand personnage. Cette dédicace est en latin et signée à droite: *Carolus Du Fresne D. D. D. del. et sculp. Venetiœ*. — *Dominicus Zamperius pinx*. Et à gauche, on lit: *se vend chez Le Blond, rue Saint-Denis proche Saint-Jacques de L'hospital*. 1667. *avec privilège du Roy*. — Sur la chemise qui renferme cette pièce précieuse, au Cabinet national d'estampes, une main assez moderne a écrit: « Dufresne (Charles), dessinateur, graveur, littérateur, amateur, né en France, travaillait à Venise en 1667. » Déjà Gault de Saint-Germain avait parlé de la renommée littéraire de Charles Du Fresne: nous n'avons pu trouver ailleurs la source de cette gloire nouvelle. Quant à l'estampe de l'*Entrevue de saint Nil et d'Othon*, Mariette l'avait attribuée à Charles Alphonse Du Fresnoy, et affirmait, un peu trop lestement cette fois, que c'était « certainement Du Fresnoy qui n'avait pas fait difficulté d'altérer ainsi son

nom (en celui de Charles Du Fresne). Il a bien osé, ajoute l'illustre amateur, le traduire en latin par Fraxinetus sur une estampe gravée par Fr. Poilly. » — Nous serons moins hardi à revendiquer pour l'auteur du tableau d'Argentan, l'estampe gravée à Venise d'après le Dominiquin, que notre prudent Mariette ne l'a été pour l'attribuer à Dufresnoy. Notons toutefois que les contemporains de ce dernier l'appelaient plutôt *Alphonse* ou *Charles-Alphonse* que *Charles* tout court. Voyez la longue note que nous avons appendue au bas de la lettre de Bellori à Nicaise (*Archives de l'art français*, p. 27 et 28). Notons aussi que Mariette, donnant trois lignes plus haut l'extrait mortuaire authentique de Du Fresnoy, daté des premiers jours de 1668, et rectifiant ainsi De Piles et d'Argenville, qui le faisaient mourir en 1665, n'aurait point dû oublier que Du Fresnoy, revenu d'Italie depuis 1656, n'avait pu, onze ans plus tard, graver une estampe à Venise. — Mais que Charles Du Fresne de Postel ait alors visité Venise, et y ait travaillé, nous n'y voyons aucun obstacle; il est même évident, à sa manière, qu'il a plus étudié les écoles en vogue que les leçons de la fortifiante nature. A quelle époque y grava-t-il l'estampe qui nous a tant occupés? La date qu'y a placée Le Blond porterait tout d'abord à croire que ce fut après l'achèvement de son tableau d'Argentan que Du Fresne partit pour Venise; mais nous, cette date inscrite par un éditeur au bas d'une estampe ne nous convainct pas si absolument, et ne nous prouve rien de plus, si ce n'est qu'il mit en vente, en 1667, rue Saint-Denis, le tirage d'une planche gravée en Italie depuis plusieurs années peut-être. Les honneurs accumulés avec lesquels l'Académie accueillit Charles Du Fresne de Postel, en 1665, se conçoivent mieux appliqués à un habile homme qui arrive d'Italie qu'à un artiste dont jusque-là le nom ne s'est trouvé prononcé nulle part; et pourquoi un peintre, si bien protégé du duc d'Epernon, serait-il revenu de Venise mourir à Argentan, quand il est possible de croire qu'attiré dans cette ville par les soins d'exécution ou de placement d'un tableau, il y fut retenu jusqu'à sa mort par l'un de ces mille intérêts, rencontres ou aventures qui ont de tout temps disposé de la vie des hommes et surtout de celle des artistes, ces divins aventuriers.

CORRECTIONS ET ADDITIONS.

P. 3, col. 2, dernière ligne : *donation du ministre*. lisez : *décision du ministre*.

P. 15, col. 1, ligne 3 : Franc, lisez : Franck.

P. 15, col. 2, l. 51 : Aggionta, lisez : Aggiunta.

P. 19, col. 1, l. 1 : dits, lisez : dit.

P. 19, col. 2, l. 1 : la plus jolie esquisse, lisez : l'esquisse plus jolie.

P. 22, col. 1, l. 40 : Gounod, lisez : Gonnaud.

P. 22, col. 2, l. 48 : Gounaud, lisez : Gounod.

P. 22, col. 1, l. 26 : Melines, lisez : Malines.

P. 22, col. 2, l. 26 : Mansaert, lisez : Mensaert.

P. 25, col. 1, l. 13 : Margerite, lisez : Marguerite.

P. 28, col. 2, l. 44 : Le tableau du Poussin, représentant Vénus répandant le nectar sur le sang d'Adonis mort, a encore été gravé par Réveil, t. vi de son *Musée de peinture et de sculpture*, pl. 370.

P. 30, col. 2, l. 46 : Dans la liste des portraits gravés, insérée au t. iv de la *Bibliothèque historique* du P. Lelong, édit. de 1775, on lit que le cabinet Fontette possédait un dessin ovale, anonyme, représentant le frère François Romain.

P. 31, col. 1, l. 28 : Thetys, lisez : Tethys.

P. 37, col. 1, l. 28 : *Nourry*. lisez : *Noury*.

P. 38, col. 2, l. 4 : la seconde, lisez : le second.

P. 41, col. 1, l. 30 : *peintre*, lisez : *pintre* (sic).

P. 42, col. 2, l. 53 : peintres modernes, lisez : peintures modernes.

P. 43, col. 1, l. 4 : dont l'un endormi, lisez : dont l'un est endormi.

P. 43, col. 2, l. 24 : quelque part dans ses études, lisez : quelque part à ses études.

Du même auteur :

Les Contes normands de Jean de Falaise, avec les dessins de l'ami Job. — 1 vol. in 18.

Historiettes baguenaudières, par un Normand. — 1 vol. in-8°.

Lettres sur l'art français en 1850. — 1 vol. in-18.

Inauguration de la statue de Nicolas Poussin aux Andelys. — 12 pages in-18.

Recherches sur la vie et sur les ouvrages de quelques peintres provinciaux de l'ancienne France. — 2 vol. in-8°.

Notice sur la Galerie d'Apollon. — 1 vol. in-18.

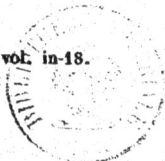

Argentan, imprimerie de BARBIER, place Henri-Quatre, 14.

www.ingramcontent.com/pod-product-compliance
Lightning Source LLC
Chambersburg PA
CBHW070912210326
41521CB00010B/2157